U0278446

北京市惠民医药卫生事业发展基金会 ◎ 组织编写

常见病中成药
临床合理使用丛书
皮肤科 分册

丛书主编◇张伯礼　高学敏

分册主编◇黄尧洲

华夏出版社
HUAXIA PUBLISHING HOUSE

图书在版编目（CIP）数据

常见病中成药临床合理使用丛书. 皮肤科分册 / 张伯礼，高学敏主编；黄尧洲分册主编. —北京：华夏出版社，2015.10
ISBN 978-7-5080-8357-5

Ⅰ.①常… Ⅱ.①张… ②高… ③黄… Ⅲ.①皮肤病－常见病－中成药－用药法 Ⅳ.①R286

中国版本图书馆 CIP 数据核字(2014)第 304360 号

皮肤科分册

主　　编　黄尧洲
责任编辑　梁学超

出版发行　**华夏出版社**
经　　销　新华书店
印　　刷　三河市少明印务有限公司
装　　订　三河市少明印务有限公司
版　　次　2015 年 10 月北京第 1 版
　　　　　2015 年 10 月北京第 1 次印刷
开　　本　880×1230　1/32 开
印　　张　5.25
字　　数　118 千字
定　　价　22.00 元

华夏出版社　　地址：北京市东直门外香河园北里 4 号　　邮编：100028
　　　　　　　　网址：www.hxph.com.cn　　电话：（010）64663331（转）
若发现本版图书有印装质量问题，请与我社营销中心联系调换。

常见病中成药临床合理使用丛书
编委会名单

总　策　划　惠鲁生

主　　　编　张伯礼　高学敏

专家顾问（以姓氏笔画为序）

马　融　冯兴华　安效先　刘清泉

孙树椿　肖承悰　李曰庆　李书良

李乾构　李博鉴　林　兰　季绍良

陈淑长　姜　坤　姜良铎　聂莉芳

晁恩祥　钱　英　高建生

编　　　委　钟赣生　张德芹　王　淳　王　茜

金　轶

《皮肤科分册》编委会名单

黄尧洲　男，教授，主任医师，博士生导师，中国药典委员会委员，享受国务院特殊津贴。从事中西医临床工作40余年，在诊治病毒性皮肤病，银屑病，湿疹，痤疮等疾病时，治病思路独特，疗效显著，具有一定的造诣。在诊治误诊漏诊病人及复杂疑难病方面也具有丰富的临床经验。

　　曾主持国家级"十一五"科技支撑计划、首都医学发展科研基金、北京市科委生物医药处首都临床特色课题、WHO西太区中医学临床实践指南编写工作。撰写论文论著10余篇，在中医药领域具有一定影响。

序

　　中医药作为我国重要的医疗卫生资源，与西医药优势互补，相互促进，共同维护和增进人民健康，已经成为中国特色医药卫生事业的重要特征和显著优势。中医药临床疗效确切、预防保健作用独特、治疗方式灵活多样、费用较为低廉，具有广泛的群众基础。基层是中医药服务的主阵地，也是中医药赖以生存发展的根基，切实提高城乡基层中医药服务能力和水平，有利于在深化医改中进一步发挥中医药作用，为人民群众提供更加优质的中医药服务。

　　近年来，北京市惠民医药卫生事业发展基金会致力于"合理使用中成药"公益宣传活动，继出版《中成药临床合理使用读本》、《常见病中成药合理使用百姓须知》之后，又出版《常见病中成药临床合理使用丛书》，旨在针对常见病、多发病，指导基层医务工作者正确使用中成药，并可供西医人员学习使用，以实现辨证用药、安全用药、合理用药。

　　相信该丛书的出版发行，有利于促进提升城乡基层中医药服务能力和水平，推动中医药更广泛地进乡村、进社会、进家庭，让中医药更好地为人民健康服务。

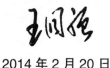

2014 年 2 月 20 日

　　为了配合推进国家医疗制度改革、深入贯彻国家基本药物制度、更好地促进国家基本药物的合理应用，北京市惠民医药卫生事业发展基金会基于"合理使用中成药"宣传公益活动项目，组织编写了《常见病中成药临床合理使用丛书》，该丛书是继《中成药临床合理使用读本》之后的又一力作。中医药治疗皮肤病具有一定的临床优势，《皮肤科分册》选择皮肤科临床常见病、多发病，如荨麻疹、神经性皮炎、湿疹、银屑病、带状疱疹，以西医病名为纲、中医证候为目，详细介绍了具体病种的中成药辨证论治规律和方法，很好地体现了辨病论治与辨证论治相结合的原则。既有传统中医理论的指导，又有现代应用研究的支持，为临床合理使用中成药提供了确切的依据。

　　该丛书以《国家基本药物目录》、《国家基本医疗保险、工伤保险和生育保险药品目录》及《中华人民共和国药典》的品种为依据，选择皮肤科疗效确切的中成药。本书所选中成药具有品种丰富、覆盖面广、兼顾临床常见的多种证型、疗效确切、副作用少的特点。为便于全面掌握所选用的中成药知识，本书详细介绍了所选中成药品种的处方、功能与主治、用法与用量、注意事项、药理毒理、临床报道等内容，并附有常用中成药简表，条目清晰，查阅方便。

　　本书以临床实用为特点，以安全合理使用中成药为宗旨，介绍了皮肤科常见病口服、外用中成药的大概方法和原则，详述了常见证型及中成药辨证选用规律，将大大提高广大医师学中医药、懂中医药、用中医药的能力。希望本书能够为临床使用中成药的皮肤科医师提供参考、为广大患者带来更大的福音！

黄尧洲

2014 年 12 月

目录 Contents

荨麻疹 ·· 1

　　一、中医病因病机分析及常见证型 ··············3

　　二、辨证选择中成药 ···························· 3

　　三、用药注意 ·································· 8

　　附一　常用治疗荨麻疹的中成药药品介绍 ·········9

　　附二　治疗荨麻疹的常用中成药简表 ········· 32

神经性皮炎 ···························· 37

　　一、中医病因病机分析及常见证型 ··········· 39

　　二、辨证选择中成药 ···················· 40

　　三、用药注意 ························ 42

　　附一　常用治疗神经性皮炎的中成药药品介绍 ······· 43

　　附二　治疗神经性皮炎的常用中成药简表 ········· 61

湿疹 ·································· 65

　　一、中医病因病机分析及常见证型 ··········· 67

　　二、辨证选择中成药 ···················· 68

　　三、用药注意 ························ 71

　　附一　常用治疗湿疹的中成药药品介绍 ··············· 72

　　附二　治疗湿疹的常用中成药简表 ……………… 98

银屑病 ……………………………………… 103

　　一、中医病因病机分析及常见证型 ………… 106

　　二、辨证选择中成药 ………………………… 107

　　三、用药注意 ………………………………… 110

　　附一　常用治疗银屑病的中成药药品介绍 ……… 111

　　附二　治疗银屑病的常用中成药简表 …………… 132

带状疱疹 …………………………………… 137

　　一、中医病因病机分析及常见证型 ………… 139

　　二、辨证选择中成药 ………………………… 140

　　三、用药注意 ………………………………… 142

　　附一　常用治疗带状疱疹的中成药药品介绍 …… 142

　　附二　治疗带状疱疹的常用中成药简表 ………… 155

荨麻疹

荨麻疹俗称"风疹块",是由于皮肤、黏膜小血管反应性扩张及渗透性增加而产生的一种局限性水肿反应。本病可发生于任何年龄、季节。多数患者不能找到确切原因,尤其是慢性荨麻疹。常见病因有(1)食物:主要包括动物性蛋白、植物以及某些食物添加剂;(2)药物:许多药物通过引起超敏反应导致本病(常见如青霉素、血清制剂、各种疫苗、呋喃唑酮和磺胺等),有些药物为组胺释放物(如阿司匹林、吗啡、可待因、奎宁、肼苯达嗪、阿托品等);(3)感染:各种病毒感染、细菌感染、真菌感染(包括浅部、深部真菌感染)和寄生虫感染;(4)物理因素:各种物理因素(如冷、热、日光、摩擦及压力等)均可引起某些患者发病;(5)动物及植物因素:如动物皮毛、昆虫毒素、蛇毒、海蜇毒素、荨麻及花粉等;(6)精神因素:精神紧张可通过引起乙酰胆碱释放而致病;(7)内脏和全身性疾病:风湿热、类风湿性关节炎、系统性红斑狼疮、恶性肿瘤、代谢障碍、内分泌紊乱、自身免疫性甲状腺炎等疾病均可成为荨麻疹的病因;(8)其他因素:吸入物(如屋尘、气雾剂、易挥发的化学物品等)、妊娠或月经周期均可引发本病。

荨麻疹常表现为忽然发生大小不等风团,数目及部位不定,常此起彼伏,多在24小时内消退,反复发作;自觉瘙痒或刺痛感;少数患者可伴低热(急性型多见)、腹痛、腹泻(累及胃肠道时)或胸闷、呼吸困难(累及喉头黏膜时)等。其发病机理一般分为超敏反应与非超敏反应两类。多数为Ⅰ型超敏反应,少数为Ⅱ型或Ⅲ型。Ⅱ型超敏反应多见于输血引起的荨麻疹。Ⅲ型超敏反应多见于血清病及荨麻疹性血管炎。在非超敏反应中,某些食物、药物、各种动物毒素以及物理、机械刺激可直接诱发肥大细胞释放组胺，导致荨麻疹发生。

血常规检查可见白细胞数增高，见于家族性寒冷性荨麻疹；嗜酸性粒细胞数增高，提示肠道寄生虫感染。尿常规检查可见蛋白和管型，见于血清病型荨麻疹。血沉加快，常见于低补体性荨麻疹性血管炎。其他常用试验有：皮肤划痕试验，阳性见于物理性荨麻疹；运动试验，阳性见于胆碱能性荨麻疹。

现代医学临床常根据病情酌情采用抗组胺药、过敏介质阻释药、三环类抗抑郁药、糖皮质激素等进行治疗。

中医称本病为"瘾疹"、"风疹块"或"鬼风疙瘩"。

一、中医病因病机分析及常见证型

中医认为荨麻疹是由禀赋不耐，人体对某些物质敏感所致，或因情志不畅，外感寒、热、风邪所致。荨麻疹的中医病机为风寒外袭，致使营卫不和而起；或由风热客于肌表，营卫失调所致；或饮食不节、肠寄生虫，致肠胃湿热，郁于皮肤腠理而发；或平素气血不足、病久气血耗伤，血虚生风、气虚卫外不固，风邪乘虚侵袭所致；或情志内伤，冲任失调，肝肾不足，肌肤失养，郁于肌肤而成。

荨麻疹的常见证型有风热相搏证、风寒外束证、肠胃湿热证、卫外不固证、气血亏虚证、冲任不调证、阴虚血热证、血瘀阻络证等。

二、辨证选择中成药

荨麻疹病情长短不一，易反复发作，常依据临床表现、病程长短进行辨证治疗。一般急性荨麻疹多属于实证，治以祛风、清热、散寒为主；慢性荨麻疹多属于虚证，治疗以固表、养血、滋阴、调摄冲任为主。

1. 风热相搏证

【临床表现】风团呈红色，相互融合成片状，状如地图，扪之有灼热感，自觉瘙痒难忍，遇热则剧，得冷则缓，伴有微热恶风，心烦口渴，咽喉充血；舌质红，苔薄黄或少苔，脉浮数。

【辨证要点】灼热感，遇热则剧，微热恶风，心烦口渴。

【病机简析】汗出不畅，致营卫不和，热邪郁于腠理而发疹，故风团多红色斑片，触之觉灼热瘙痒，遇热剧，得冷缓；热结营卫，故有微热恶风，心烦口渴，舌红苔黄，脉浮数等风热表证。

【治法】疏风清热，退热止痒。

【辨证选药】可选用银翘解毒丸（颗粒、胶囊、软胶囊、片）、桑菊感冒片（合剂）、消风止痒颗粒、防风通圣丸（颗粒）、皮敏消胶囊、荨麻疹丸、乌蛇止痒丸、祛风止痒口服液。

此类中成药多由金银花、连翘、淡竹叶、牛蒡子、防风、荆芥、芦根等药物组成，有疏散风热，止痒之功。

2. 风寒外束证

【临床表现】风团色泽淡红，或者色如瓷白，风吹或接触冷水后，风团和痒感加重，得暖则减，伴恶风畏寒，口不渴；舌质淡红，苔薄白，脉浮紧。

【辨证要点】风吹或接触冷水加重，得暖则减，口不渴。

【病机简析】腠理开泄复外感风寒之邪，寒性收敛，邪束于内而不得外发，则见风团色泽淡红或白，遇冷加重，得暖则减。可伴恶风畏寒，舌淡苔白，脉浮紧等风寒表证。

【治法】疏风散寒，调和营卫。

【辨证选药】可选用桂枝合剂。

此类中成药多由桂枝、麻黄等药物组成，有良好的调和营卫、疏散风寒的作用。

3. 肠胃湿热证

【临床表现】风团色泽鲜红，风团出现与饮食不节有关，多伴腹痛腹泻或呕吐胸闷，大便稀烂不畅；舌红苔黄腻，脉数或濡数。

【辨证要点】与饮食不节有关，腹痛腹泻，呕吐胸闷，大便稀烂不畅。

【病机简析】脾胃虚弱，或饮食不节，脾胃运化水谷失职，湿邪内生，故多腹痛腹泻或呕吐胸闷，大便稀烂不畅；同时感受外来邪气，风湿蕴于肌肤，郁而化热，故风团色泽鲜红，舌红苔黄腻，脉数或濡数。

【治法】清肠利湿，祛风止痒。

【辨证选药】可选用枳实导滞丸、木香槟榔丸。

此类中成药常选用黄连、黄芩、黄柏以清热利湿，枳实、木香、茯苓、白术、大黄以行气、健脾、消积导滞，从而达到清肠利湿之功。

4. 卫外不固证

【临床表现】皮疹多为针帽至蚕豆大，相互融合成片的风团较少，但其风团往往在汗出着风，或者表虚恶风后诱发成批皮损，自觉瘙痒不止，发作不休，伴有恶风自汗；舌质淡红，苔薄白或少苔，脉沉细。

【辨证要点】皮疹针帽至蚕豆大，较少成片，汗出着风或表虚恶风后皮损多，恶风自汗。

【病机简析】禀赋不足，或后天失养，致阳气虚弱，外感风邪发病，正邪斗争不剧则皮损多不融合；正气不能驱邪，风团常随汗出而发，或恶风后诱发成批皮损，瘙痒不止；同时伴恶风自汗，舌红苔薄，脉沉细等症状。

【治法】固表祛风。

【辨证选药】可选用玉屏风颗粒、复芪止汗冲剂。

此类中成药常选用黄芪、白术、煅牡蛎以益气固表。

5. 气血亏虚证

【临床表现】风团色泽淡红，或者与肤色相同，反复发作，迁延数月乃至数年未愈，或劳累后加重；伴有头晕，精神疲惫，面色㿠白，体倦乏力，失眠；舌质淡红，苔薄白或少苔，脉细缓。

【辨证要点】反复发作，头晕，疲惫，乏力，面色㿠白。

【病机简析】多年老或虚弱患者，邪气留于营卫，瘀阻血络则风团色泽淡红，或者与肤色相同；病情日久，损伤正气，则反复发作或劳累后加重；气血凝滞，则伴头晕乏力，精疲体倦，面色㿠白，脉细缓等气血不足之象。

【治法】益气养血，祛风止痒。

【辨证选药】可选用八珍丸（颗粒、胶囊）、人参益母丸。

此类中成药常选用当归、川芎、芍药、川芎等养血活血行血，补而不滞；白术、人参、茯苓等健脾益气，使生化有源，共奏益气养血之功。

6. 冲任不调证

【临床表现】多见于女性，风团色泽淡红，主要分布在下腹、腰骶和大腿等区域，其皮疹在月经时加重，常有月经不调，经来腹痛；舌质正常或淡红，苔薄白或少苔，脉弦细或弦滑。

【辨证要点】 下腹、腰骶、大腿处较多，经前加重，经后消失。

【病机简析】 冲任二脉与行经关系密切，若冲任不调，行经时失血，致精血更亏，血脉空虚，或行经瘀血阻络胞宫，经络不通，肌肤失养，外风均更易侵袭，故多发于经期或常见于经行腹痛。

【治法】 调摄冲任，祛风止痒。

【辨证选药】 可选用参芪二仙片、四物合剂（颗粒）。

此类中成药组方首选当归、川芎、淫羊藿、菟丝子、女贞子等以调补冲任，益气养血。

7. 阴虚血热证

【临床表现】 皮疹色暗不鲜，反复发作，迁延日久不愈，且多于午后或夜间发作，伴心悸、心烦、盗汗、易怒、口干；舌红少苔或舌质淡，脉沉细。

【辨证要点】 反复发作，午后、夜间多发，心烦，盗汗，口干。

【病机简析】 阴虚血热者，其络脉亦必血热，最易召受风邪之侵袭，故风团反复；阳损及阴，则出现阴虚症状，即皮损多午后、夜间发作；伴心烦易怒，盗汗口干；舌红少苔或舌质淡，脉沉细。

【治法】 养阴清热，凉血祛风。

【辨证选药】 可选知柏地黄丸。

此类中成药常以熟地黄、山茱萸滋阴的同时，配合知母、黄柏、丹皮凉血，共收滋阴降火之功。

8. 血瘀阻络证

【临床表现】病程一般较长,风团色泽暗红或呈紫红,病变多在腹围和衣带压迫等部位,伴有面色晦暗,或口唇青紫,口干不欲饮;舌质紫黯或夹瘀点、瘀斑,苔少,脉细涩。

【辨证要点】色暗红、紫红,常在腹围、衣带等压迫部位,面色晦暗。

【病机简析】病程迁延或素体气滞血瘀,病邪留滞经脉,则出疹不畅;身体受压部位,气机不畅,血脉不通利,故多发风团;血瘀较重,风团色泽暗红或紫红,同时兼有面色晦暗,口唇青紫,舌质紫黯或夹瘀点、瘀斑,苔少,脉细涩等全身症状。

【治法】理气活血,通宣经络。

【辨证选药】可选血府逐瘀丸(胶囊、口服液)、肤痒颗粒、皮肤病血毒丸。

此类中成药多选桃仁、红花、川芎、赤芍以活血祛瘀,桔梗以行气,行气、活血相辅相成,共奏通宣经络之功。

三、用药注意

临床用药应辨证论治,对证选药。注意鉴别荨麻疹和具有荨麻疹表现的药疹,二者用药不同。脓毒血症、败血症等感染引起者,应先控制感染。问明是否有基础疾病及正在服用的药物,以合理选药。服药期间饮食宜清淡,忌食鱼虾海鲜及酒、辛辣等发物。若服药期间病情加重,伴休克、喉头水肿、呼吸困难者,当立即抢救。药品存于阴凉干燥处,必要时遮光,药品性状改变禁止服用。儿童用药需注意药量,并在成人监护下使用。用药前应仔细阅读各种药品具体的禁忌、注意事项等。

附一

常用治疗荨麻疹的中成药药品介绍

（一）风热相搏证常用中成药品种

银翘解毒丸（颗粒、胶囊、软胶囊、片）

【处方】金银花、连翘、薄荷、荆芥、淡豆豉、牛蒡子（炒）、桔梗、淡竹叶、甘草。

【功能与主治】疏风解表，清热解毒。用于风热感冒，症见发热头痛，咳嗽，口干，咽喉疼痛。

【用法与用量】

丸剂：规格（1）浓缩蜜丸，规格（2）大蜜丸、水蜜丸，用芦根汤或温开水送服，一次1丸，一日2～3次；规格（3）浓缩丸，口服，一次0.7～0.8g，一日3次。

颗粒剂：开水冲服。规格（1）一次5g，规格（2）一次15g，一日3次；重症者加服1次。

胶囊：口服。一次4粒，一日2～3次。

软胶囊：口服。一次2粒，一日3次。

片剂：口服。规格（1）、（2）、（3）一次4片，一日2～3次。

【禁忌】对本品过敏者禁用，过敏体质者慎用。

【注意事项】

1．忌烟、酒及辛辣、生冷、油腻食物。

2．不宜在服药期间同时服用滋补性中成药。

3．风寒感冒者不适用，其表现为恶寒重，发热轻，无汗，鼻塞流清涕，口不渴，咳吐稀白痰。

4．有高血压、心脏病、肝病、糖尿病、肾病等慢性病严重者、孕妇或正在接受其它治疗的患者，均应在医师指导下服用。

5．颗粒剂含糖，糖尿病患者忌服此药，可选用不含糖的其他剂型。

【规格】

丸剂：（1）每丸重 3g，（2）每丸重 9g，（3）每 10 丸重 1.5g。

颗粒剂：每袋装（1）2.5g，（2）15g。

胶囊：每粒装 0.4g。

软胶囊：每粒装 0.45g。

片剂：（1）每片重 0.3g，（2）素片，每片重 0.5g，（3）薄膜衣片，每片重 0.52g。

【贮藏】密封，遮光，置阴凉处。

【药理毒理】银翘解毒片有一定解热、抗菌、抗病毒和镇痛作用。

·**解热作用**　银翘解毒片灌胃给药 2 天，对三联菌苗所致大鼠发热有解热作用[1]。

·**抗菌作用**　银翘解毒片灌胃给药，能降低肺炎双球菌感染小鼠的死亡率。体外试验，银翘解毒片对金黄色葡萄球菌、枯草杆菌、变形杆菌、沙门菌、肺炎链球菌、铜绿假单胞菌等均有抑制作用[1]。

·**抗病毒作用**　银翘解毒片腹腔注射，对甲型流感病毒粤防 72-243 感染小鼠有保护作用，但口服给药无效。体外试验，银翘解毒片对流感病毒甲$_1$、甲$_3$型有抑制作用。

·**镇痛作用** 银翘解毒片对小鼠灌胃,能减少醋酸所致扭体次数;小鼠腹腔注射,能提高热板刺激的痛阈值[1]。

·**毒理** 长期毒性试验,银翘解毒片灌胃给药 10 周,大鼠体重增长,血液学、血液生化学、主要脏器组织学检查均未见明显异常,停药 2 周亦无异常发现[2]。

【参考文献】

[1] 周远鹏,江京莉,严少敏,等.银翘解毒片的药理研究 [J]. 中成药,1990,12（1）:22.

[2] 王宗伟,吴杰,危建安,等.银翘解毒片长期毒性实验研究 [J]. 中医研究,2001,14（3）:13.

桑菊感冒片（合剂）

【处方】 桑叶、菊花、薄荷、苦杏仁、桔梗、连翘、芦根、甘草。

【功能与主治】 疏风清热,宣肺止咳。用于风热感冒,感冒初起,症见头痛,咳嗽,口干,咽痛。

【用法与用量】

片剂:口服。一次 4 ~ 8 片,一日 2 ~ 3 次。

合剂:口服。规格（1）、（2）一次 15 ~ 20ml,一日 3 次,用时摇匀。

【注意事项】

1．忌烟、酒及辛辣、生冷、油腻食物。

2．不宜在服药期间同时服用滋补性中成药。

3．风寒感冒者不适用,其表现为恶寒重,发热轻,无汗,鼻塞流清涕,口不渴,咳吐稀白痰。

4．有高血压、心脏病、肝病、糖尿病、肾病等慢性病严

重者，孕妇或正在接受其它治疗的患者，均应在医师指导下
服用。

【剂型规格】

片剂：薄膜衣片，每片重0.62g。

合剂：（1）每瓶装100ml，（2）每支装10ml。

【贮藏】密封。

消风止痒颗粒

【处方】防风、荆芥、蝉衣、当归、亚麻子、地骨皮、苍术、
地黄、石膏、木通、甘草。

【功能与主治】疏风清热，除湿止痒。用于风热夹湿所致荨麻
疹、丘疹性荨麻疹、皮肤瘙痒症及湿疹等。

【用法与用量】口服。1岁以内，一日1袋；1～4岁，一日
2袋；5～9岁，一日3袋；10～14岁，一日4袋；15岁以上，
一日6袋。分2～3次服用；或遵医嘱。

【注意事项】

1．服药期间忌食鲜鱼海腥、葱蒜辛辣等物。若有胃痛或腹
泻，可暂停服药。

2．年老血虚风燥之瘙痒症及风热型以外的荨麻疹不宜用。

【规格】每袋装15g。

【贮藏】密闭，置阴凉干燥处。

防风通圣丸（颗粒）

【处方】防风、荆芥穗、薄荷、麻黄、大黄、芒硝、栀子、滑
石、桔梗、石膏、川芎、当归、白芍、黄芩、连翘、白术（炒）、

甘草。

【功能与主治】解表通里，清热解毒。用于外寒内热，表里俱实证，症见恶寒壮热，头痛咽干，小便短赤，大便秘结，瘰疬初起，风疹湿疮。

【用法与用量】

丸剂：口服。规格（1）大蜜丸，一次1丸；规格（2）浓缩丸，一次8丸；规格（3）水丸，一次6g，一日2次。

颗粒剂：口服。一次1袋，一日2次。

【注意事项】

1．忌烟、酒及辛辣、油腻、鱼虾海鲜类食物。

2．不宜在服药期间同时服用滋补性中药。

3．高血压、心脏病患者慎用。有肝病、糖尿病、肾病等慢性病严重者应在医师指导下服用。

4．因服用或注射某种药物后出现荨麻疹等相似的皮肤症状者属于药物过敏（药疹），应立即去医院就诊。

5．服药后大便次数增多且不成形者，应酌情减量。

6．发热体温超过38.5℃的患者，应去医院就诊。

7．孕妇慎用，运动员慎用，儿童、哺乳期妇女、年老体弱及脾虚便溏者应在医师指导下服用。

8．严格按用法用量服用，该药品不宜长期服用。

【规格】

丸剂：（1）每丸重9g，（2）每8丸相当于原药材6g，（3）每20丸重1g。

颗粒剂：每袋装3g。

【贮藏】密封。

【药理毒理】防风通圣颗粒药效学试验结果：本品可减轻化学物质所致小鼠体温升高和局部炎症[1]。

【参考文献】

[1] 杜晓敏，丁文庆，李春子，等.防风通圣颗粒主要药效学研究 [J].山东医药工业，1999，18（5）：1-3.

皮敏消胶囊

【处方】苦参、苍术、防风、荆芥、蒺藜、白鲜皮、蜈蚣、青黛、蒲公英、紫花地丁、黄芩、黄柏、黄连、蝉蜕、紫草、地骨皮。

【功能与主治】祛风除湿，清热解毒，凉血止痒。用于急、慢性荨麻疹风热证或风热夹湿证者。

【用法与用量】口服。一次 4 粒，一日 3 次。急性荨麻疹，疗程 1 周；慢性荨麻疹，疗程 2 周。

【禁忌】孕妇、产妇忌服。

【注意事项】

1．忌食鱼虾海鲜类及酒、辛辣食物，饮食宜清淡。

2．服药期间，如突然伴发胸闷气憋，或呕吐、腹痛等症状，应立即去医院就诊。

3．凡因服用或注射某种药物而发生的荨麻疹，此为药物过敏（药疹），应及时到医院就诊。

4．急性荨麻疹者，服药 3 天；慢性荨麻疹者，服药 1 周，症状无改善或加剧者，应去医院就诊。

【规格】每粒装 0.4g。

【贮藏】密封。

【临床报道】临床将 92 例慢性荨麻疹辨证分为 3 组：风热型

组、风寒型组和血虚型组。均口服皮敏消胶囊4粒，3次/d，连用4周，每周随访1次。结果：风热型组、风寒型组和血虚型组有效率分别为93.3%，63.3%和58.1%。说明皮敏消胶囊治疗风寒型荨麻疹疗效优于其他两型，提示中成药治疗皮肤病时应辨证施治[1]。

【参考文献】

[1] 包玲华.皮敏消胶囊治疗不同类型荨麻疹疗效观察 [J].中国麻风皮肤病杂志，2011，27（5）：310.

荨麻疹丸

【处方】 白芷、防风、白鲜皮、薄荷、川芎、三棵针、赤芍、威灵仙、土茯苓、荆芥、亚麻子、黄芩、升麻、苦参、红花、何首乌、蒺藜（炒）、菊花、当归。

【功能与主治】清热祛风，除湿止痒。用于风、湿、热而致的荨麻疹、湿疹，皮肤瘙痒等症。

【用法与用量】口服。一次10g，一日2次；小儿减半。

【注意事项】

1．忌食鱼虾海鲜类及酒、辛辣食物，饮食宜清淡。

2．孕妇慎用。

3．风寒型荨麻疹不适用，其表现为皮疹色白，遇风寒则发作或加剧者。

4．凡因服用或注射某种药物而发生的荨麻疹，此为药物过敏（药疹），应及时到医院就诊。

5．服药期间，如突然伴发胸闷气憋，或有呕吐，腹痛等症状，应及时去医院就诊。

【规格】水丸，每袋装 10g。

【贮藏】密闭，置阴凉干燥处。

乌蛇止痒丸

【处方】乌梢蛇（白酒炙）、防风、蛇床子、关黄柏、苍术（泡）、红参须、牡丹皮、蛇胆汁、苦参、人工牛黄、当归。

【功能与主治】养血祛风，燥湿止痒。用于风湿热邪蕴于肌肤所致的瘾疹、风瘙痒，症见皮肤风团色红、时隐时现、瘙痒难忍，或皮肤瘙痒不止、皮肤干燥、无原发皮疹；慢性荨麻疹、皮肤瘙痒症见上述证候者。

【用法与用量】口服。一次 2.5g，一日 3 次。

【禁忌】孕妇禁用。

【注意事项】

1．服本药时不宜同时服藜芦、五灵脂、皂荚或其制剂；不宜喝茶和吃萝卜，以免影响疗效。

2．因糖尿病、肾病、肝病、肿瘤等疾病引起的皮肤瘙痒，不属本品适应范围。

3．感冒时，不宜服用本药。

4．服药期间宜食清淡、易消化食物；忌食辛辣、油腻食物。

5．患处不宜用热水洗烫。

6．不宜滥用护肤、止痒的化妆品及外用药物。必须使用时，应在医师指导下使用。

【规格】每 10 丸重 1.25g。

【贮藏】密闭，防潮。

【药理毒理】乌蛇止痒丸在动物试验中有止痒、抑制被动过敏反应、抑制肿胀作用。

·**止痒作用** 给药组豚鼠连续 7 天灌胃乌蛇止痒丸原药粉混悬液，对照组给等量蒸馏水 7 天后，观察磷酸组织胺、4- 氨基吡啶诱发豚鼠舔体反应情况，证明乌蛇止痒丸有对抗磷酸组织、4-氨基吡啶诱发豚鼠皮肤痒的作用[1]。

·**抑制被动过敏反应作用** 给药组大鼠连续 10 天灌胃，对照组等量蒸馏水灌胃，观察被动皮肤过敏及致敏原攻击的大鼠背部蓝染皮肤组织混悬液的光密度值，证明乌蛇止痒丸有抑制大鼠同种被动皮肤过敏反应作用[1]。

·**抑制肿胀作用** 给药组小鼠连续 10 天灌胃，对照组等量蒸馏水灌胃，观察对巴豆油引起小鼠耳肿胀的影响，说明乌蛇止痒丸具有一定的抑制巴豆油引起小鼠耳肿胀的作用[1]。

【参考文献】

[1] 卢贺起，魏雅川，吴刚，等 . 乌蛇止痒丸药效作用研究 [J].光明中医，2002，17（102）：24-27.

祛风止痒口服液

【处方】赤芍、地龙、白芍、甘草、地肤子、防风、青蒿、苍耳子（炒）。

【功能与主治】养血活血，清热利湿，祛风止痒。用于风热外袭所致荨麻疹、丘疹性荨麻疹出现的皮肤瘙痒及过敏性鼻炎出现的鼻痒、鼻塞、喷嚏等症状的缓解。

【用法与用量】口服。一次 10ml，一日 3 次，用时摇匀；儿童酌减，或遵医嘱。

【规格】每瓶装（1）120ml，（2）200ml。

【贮藏】密封，置阴凉处。

（二）风寒外束证常用中成药品种

桂枝合剂

【处方】桂枝、白芍、生姜、甘草、大枣。

【功能与主治】解肌发表，调和营卫。用于外感风邪，头痛发热，鼻塞干呕，汗出恶风。

【用法与用量】 口服。一次 10 ~ 15ml，一日 3 次。

【禁忌】孕妇禁用。

【注意事项】

1．表实无汗或温病发热、口渴者禁服。

2．忌烟、酒及辛辣、生冷、油腻食物。

3．不宜在服药期间同时服用滋补性中药。

【规格】每瓶装 100ml。

【贮藏】密封，置阴凉处。

【药理毒理】桂枝汤有调节汗腺分泌、调节体温、抗炎、抗病毒和调节免疫等作用。

·**调节汗腺分泌的作用** 桂枝汤煎剂灌胃，能增加正常大鼠足跖部的汗腺分泌，抑制安痛定所致的汗腺分泌亢进和拮抗阿托品引起的汗腺分泌减少[1]。

·**调节体温作用** 桂枝汤煎剂灌胃，能降低酵母发热大鼠体温，又能对抗安痛定所致大鼠体温过低[2-4]。

·**抗炎作用** 桂枝汤煎剂灌胃，能抑制小鼠角叉菜胶性足肿胀、二甲苯所致皮肤毛细血管通透性增加[5]。

·**抗病毒作用**　桂枝汤煎剂灌胃给药 5 天，能减轻滴鼻感染流感病毒亚甲型鼠肺适应株 FM1 所致小鼠肺部炎症，降低死亡率[5]。

·**对免疫功能的调节作用**　桂枝汤煎剂灌胃给药 5 天，能抑制小鼠玫瑰花环形成细胞的形成，对抗绵羊红细胞、牛血清白蛋白、二硝基氯苯引起的迟发型超敏反应，抑制淋巴细胞对 ConA 和 LPS 引起的增殖反应；对免疫功能已呈抑制的病毒感染小鼠，可提高其巨噬细胞吞噬功能、血清凝集素、溶血素效价和外周血中 T 细胞百分率，使之恢复到正常；对左旋咪唑处理免疫功能已增强的小鼠，则作用相反，可使之恢复正常水平[6, 7]。

【参考文献】

[1] 富杭育，贺玉琢，李晓芹，等.桂枝汤对汗腺分泌的实验研究 [J].中西医结合杂志，1991，11（1）：34.

[2] 富杭育，周爱香，查显元，等.桂枝汤对体温双向调节作用的机理探讨 [J].中药药理与临床，1994，10（4）：1.

[3] 富杭育，周爱香，郭淑英.桂枝汤对体温双向调节作用的机理探讨 [J].中药药理与临床，1994，10（3）：1.

[4] 富杭育，周爱香，郭淑英，等.桂枝汤对体温双向调节作用的机理探讨 [J].中药药理与临床，1995，11（2）：1.

[5] 曹伟春.桂枝汤的药理作用研究进展 [J].中成药，1991，13（8）：33.

[6] 吕秀风，朱洪荫，谢蜀生，等.桂枝汤免疫抑制作用的实验研究 [J].中西医结合杂志，1989，9：283.

[7] 卢长安，富杭育，田甲丽，等.桂枝汤的药理学研究（六）[J].中药药理与临床，1990，6（1）：2.

（三）肠胃湿热证常用中成药品种

枳实导滞丸

【处方】枳实（炒）、大黄、黄连（姜汁炒）、黄芩、六神曲（炒）、白术（炒）、茯苓、泽泻。

【功能与主治】消积导滞，清利湿热。用于饮食积滞、湿热内阻所致的脘腹胀痛，不思饮食，大便秘结，痢疾里急后重。

【用法与用量】口服。一次6～9g，一日2次。

【注意事项】

1．虚寒痢疾不宜用。

2．本品清热攻下力猛，易伤正气，久病正虚，年老体弱及妇女胎前产后慎用。

3．饮食宜清淡，忌辛辣刺激性食物。忌暴饮暴食偏食。

【规格】水丸，每袋装6g。

【贮藏】密闭，防潮。

木香槟榔丸

【处方】木香、槟榔、枳壳（炒）、陈皮、青皮（醋炒）、香附（醋制）、三棱（醋制）、莪术（醋制）、黄连、黄柏（酒炒）、大黄、牵牛子（炒）、芒硝。

【功能与主治】行气导滞，泻热通便。用于湿热内停，赤白痢疾，里急后重，胃肠积滞，脘腹胀痛，大便不通。

【用法与用量】口服。一次3～6g，一日2～3次。

【注意事项】

1．本品含泻下药，孕妇禁用。

2．寒湿内蕴胃痛、痢疾及冷积便秘者慎用。

3．年老体弱者及脾胃虚弱者慎用。

4．忌食辛辣、油腻不易消化的食物。

【规格】水丸，每袋装 6g。

【贮藏】密闭，防潮。

（四）卫外不固证常用中成药品种

玉屏风颗粒

【处方】黄芪、白术（炒）、防风。

【功能与主治】益气，固表，止汗。用于表虚不固，自汗恶风，面色㿠白，或体虚易感风邪者。

【用法与用量】开水冲服。一次 1 袋，一日 3 次。

【注意事项】

1．忌油腻食物。

2．该药品宜饭前服用。

3．按照用法用量服用，小儿、孕妇、高血压、糖尿病患者应在医师指导下服用。

【规格】每袋装 5g。

【贮藏】密封。

【药理毒理】在动物实验中发现玉屏风颗粒有抗过敏、抗疲劳、增强免疫及抗病毒等作用。

·**抗过敏作用** 玉屏风颗粒对过敏性鼻炎大鼠能降低 IgE 抗体水平，改善大鼠过敏鼻炎症状，鼻黏膜的嗜酸细胞增多，鼻黏膜溃疡、腺体增生以及充血水肿等病理学改变得到明显改善，对过敏性鼻炎大鼠和豚鼠具有良好的抗过敏作用[1]。

·抗疲劳作用 玉屏风颗粒能延长正常小鼠及利血平所致脾虚小鼠模型的常温游泳时间；对限制饮食所致气虚小鼠模型的高温游泳时间和用放血法造成的气虚小鼠模型的低温游泳时间也有明显的延长作用[2]。

·增强免疫作用 玉屏风口服液灌胃对小鼠巨噬细胞吞噬功能有明显的促进作用，可提高吞噬百分率和吞噬指数，镜下可见巨噬细胞呈现细胞被激活的现象，并增加小鼠胸腺重量[3-4]。

·抗病毒作用 鸡胚试验表明：玉屏风口服液对流行性感冒病毒 A 毒株 15EID50、30EID50 感染所致病变均有的抑制作用，且能灭活病毒[5]。

【参考文献】

[1] 文洁，朱建梅，李婕，等. 玉屏风颗粒治疗过敏性鼻炎的实验研究 [J]. 中成药，2011，33（6）：934-936.

[2] 崔琦珍，杜群，巫燕莉，等. 玉屏风颗粒益气固表作用研究 [J]. 中药药理与临床，2008，24（2）：2-4.

[3] 邹莉玲. 玉屏风口服液对流感病毒抑制及对机体免疫功能的影响 [J]. 中药材，1990，13（1）:37.

[4] 李淑贞. 玉屏风口服液对免疫抑制小鼠免疫功能的调节作用 [J]. 中成药，1992，14（3）:26.

[5] 邹莉玲. 玉屏风口服液在鸡胚内对流感病毒的抑制作用 [J]. 江西中医药，1989，（6）:40.

复芪止汗冲剂

【处方】黄芪、党参、麻黄根、白术（麸炒）、牡蛎（煅）、五味子（制）。

【功能与主治】 益气，固表，敛汗。用于多汗症，对气虚型者尤佳。

【用法与用量】 开水冲服。5岁以下，一次20g，一日2次；5岁~12岁，一次20g，一日3次；成人一次40g，一日2次。

【注意事项】 佝偻病、结核病、甲状腺机能亢进、更年期综合征等患者，服用本品同时应作病因治疗。

【规格】 每袋装20g。

【贮藏】 密封。

（五）气血亏虚证常用中成药品种

八珍丸（颗粒、胶囊）

【处方】 党参、炒白术、茯苓、甘草、当归、白芍、川芎、熟地黄。

【功能与主治】 补气益血。用于气血两虚，面色萎黄，食欲不振，四肢乏力，月经过多。

【用法与用量】

丸剂：口服。规格（1）大蜜丸，一次1丸，一日2次；规格（2）、（4）浓缩丸，一次8丸，一日3次；规格（3）水蜜丸，一次6g，一日2次。

颗粒剂：开水冲服。规格（1）、（2）一次1袋，一日2次。

胶囊：口服。一次3粒，一日2次。

【禁忌】 体实有热者忌用。

【注意事项】

1．孕妇慎用。

2．不宜和感冒类药同时服用。

3．服本药时不宜同时服用藜芦或其制剂。

4．本品为气血双补之药，性质较黏腻，有碍消化，故咳嗽痰多，脘腹胀痛，纳食不消，腹胀便溏者忌服。

5．本品宜饭前服用或进食同时服。

6．按照用法用量服用，高血压患者、小儿及年老体虚者应在医师指导下服用。

7．服药期间出现食欲不振、恶心呕吐、腹胀便溏者，应去医院就诊。

【规格】

丸剂：（1）每丸重9g，（2）每8丸相当于原生药3g，（3）每袋装6g，（4）每瓶装60g。

颗粒剂：（1）每袋装3.5g，（2）每袋装8g。

胶囊：每粒装0.4g。

【贮藏】密封。

人参益母丸

【处方】益母草、当归、人参（糖参）、川芎、白术（麸炒）、白芍、甘草、熟地黄、茯苓。

【功能与主治】补养气血，化瘀调经。用于妇女气血两虚，月经不调，赤白带下，恶露不尽，体弱倦怠等。

【用法与用量】 口服。一次1丸，一日3次。

【禁忌】孕妇忌服。

【注意事项】

1．忌食寒凉、生冷食物。

2．服药期间不宜喝茶和吃萝卜，不宜同时服用藜芦、五灵脂、皂荚或其制剂。

3．感冒时不宜服用本药。

4．月经过多者不宜服用本药。

5．平素月经正常，突然出现月经量少，或月经错后，或阴道不规则出血者，应去医院就诊。

6．按照用法用量服用，长期服用应向医师咨询。

【规格】 每丸重10g。

【贮藏】 密封。

（六）冲任不调证常用中成药品种

参芪二仙片

【处方】 红参、黄芪、当归、仙茅（酒制）、淫羊藿、巴戟天（盐制）、黄柏（盐制）、知母（盐制）。

【功能与主治】 补肾填精，调补冲任，益气养血。用于肾虚腰膝酸软，阳痿早泄，遗精，妇女更年期经血不调等。

【用法与用量】 口服。一次5片，一日2～3次。

【贮藏】 密封。

四物合剂（颗粒）

【处方】 当归、川芎、白芍、熟地黄。

【功能与主治】 调经养血。用于营血虚弱，月经不调。

【用法与用量】

合剂：口服。一次 10 ～ 15ml，一日 3 次，用时摇匀。

颗粒剂：温开水冲服。一次 5g，一日 3 次。

【注意事项】

1．忌不易消化食物。

2．感冒发热患者不宜服用。

3．有高血压、心脏病、肝病、糖尿病、肾病等慢性病严重者应在医师指导下服用。

4．平素月经正常，突然出现月经过少，或经期错后，或阴道不规则出血者应去医院就诊。

【规格】

合剂：每瓶装（1）10ml，（2）100ml。

颗粒剂：每袋装 5g。

【贮藏】 密封，置阴凉处。

【药理毒理】 四物颗粒和四物合剂对小鼠尾失血所致的血红蛋白和红细胞数降低有明显升高作用；能使大鼠离体子宫的张力降低，并能对抗缩宫素引起的子宫痉挛性收缩；对小鼠热板和醋酸致痛均有镇痛作用；对二甲苯所致小鼠耳郭炎症有一定的抑制作用[1]。

【参考文献】

[1] 秦红鸣，付晓春，方国璋，等.四物颗粒和四物合剂的药效学研究 [J].中国药理与临床，2002，18（1）：3-4.

（七）阴虚血热证常用中成药品种

知柏地黄丸

【处方】 知母、黄柏、熟地黄、山茱萸（制）、牡丹皮、山药、茯苓、泽泻。

【功能与主治】滋阴降火。用于阴虚火旺，潮热盗汗，口干咽痛，耳鸣遗精，小便短赤。

【用法与用量】口服。规格（1）大蜜丸，一次1丸，一日2次；规格（2）、（6）浓缩丸，一次8丸，一日3次；规格（3）、（5）水蜜丸，一次6g，一日2次；规格（4）小蜜丸，一次9g，一日2次。

【注意事项】

1. 孕妇慎服。

2. 虚寒性病证患者不适用，其表现为怕冷、手足凉、喜热饮。

3. 不宜和感冒类药同时服用。

4. 本品宜空腹或饭前服用开水或淡盐水送服。

【规格】（1）每丸重9g，（2）每10丸重1.7g，（3）每袋装6g，（4）每袋装9g，（5）每瓶装60g，（6）每8丸相当于原生药3g。

【贮藏】密封。

【药理毒理】知柏地黄丸具有降血糖、增强免疫、抗氧化、抗疲劳、调节神经内分泌、抗肿瘤等作用。

·**降血糖**　知柏地黄丸能降低正常及四氧嘧啶致高血糖小鼠的血糖，减少小鼠的饮水量。[1]

·**增强免疫**　采用氢化可的松每日腹腔注射法复制幼龄大鼠肾阴虚模型，将知柏地黄丸用蒸馏水制成水溶液（每1mL含1g生药）。造模成功1天后，用知柏地黄丸水溶液灌胃给药，发现知柏地黄丸可提高肾上腺皮质激素致肾阴虚幼龄大鼠血清中白细胞介素 IL-2、IL-6、免疫球蛋白 G（IgG）水平和脾脏指数；减轻氢化可的松引起的脾脏组织结构的改变，拮抗氢化可的松的免疫抑制作用[2]。

·抗氧化、抗疲劳 以大鼠为实验对象，建立力竭游泳训练模型，测定骨骼肌中总抗氧化能力（TAC）、丙二醛（MDA）含量及力竭游泳时间。研究结果发现，服用知柏地黄丸的大鼠骨骼肌中 TAC 增强，而 MDA 含量明显降低，并且游泳时间延长。说明知柏地黄丸能够增强大鼠骨骼肌抗氧化能力，可延缓大鼠运动性疲劳的发生[3]。

·调节神经内分泌 研究发现知柏地黄丸能提高肾上腺皮质激素型肾阴虚大鼠血浆皮质醇（CORT），促肾上腺皮质激素（ACTH），促肾上腺激素释放激素（CRH）水平及肾上腺指数，恢复肾上腺组织形态和细胞正常分泌功能[4]。

·抗肿瘤 通过建立 S180 荷瘤小鼠动物模型，观察抑瘤率、胸腺指数、脾脏指数以及用药前后的体重变化等指标，对知柏地黄丸的体内抗肿瘤作用进行研究。结果显示，知柏地黄丸对 S180 具有一定的抑瘤作用，且有一定的量效关系，随着剂量的增加，抑瘤作用增强；与环磷酰胺对照组相比，在发挥抑瘤作用的同时，未对机体造成损伤，还在一定程度上增强了机体免疫器官的作用[5]。

【参考文献】

[1] 陈光娟.知柏地黄丸对小鼠血糖的影响 [J].中药药理与临床，1993，9（4）：2.

[2] 史正刚，于霞，张士卿.知柏地黄丸对肾上腺皮质激素致肾阴虚幼龄大鼠免疫功能的影响 [J].中国实验方剂学杂志，2006，12（1）：62.

[3] 张继红，周新华，肖卫华．知柏地黄丸抗运动性疲劳实验研究 [J].湘南学院学报，2009，30（5）：122.

[4] 史正刚，潘塑塑，张士卿．知柏地黄丸对肾上腺皮质激素型肾阴虚幼龄大鼠血浆 CORT、ACTH、CRH 及肾上腺指数和组织学结构的影响 [J].中国中医基础医学杂志，2006，12（3）：167.

[5] 吕玉萍，张健，王冬梅，等．知柏地黄丸对 S180 荷瘤小鼠抑瘤作用的实验研究 [J].辽宁中医药大学学报，2009，11（11）：226.

（八）血瘀阻络证常用中成药品种

血府逐瘀丸（胶囊、口服液）

【处方】桃仁（炒）、红花、地黄、川芎、赤芍、当归、牛膝、柴胡、桔梗、枳壳（麸炒）、甘草。

【功能与主治】活血祛瘀，行气止痛。用于气滞血瘀所致的胸痹、头痛日久、痛如针刺而有定处、内热烦闷、心悸失眠、急躁易怒。

【用法与用量】

丸剂：空腹，用红糖水送服。规格（1）大蜜丸，一次 1 ~ 2 丸，一日 2 次；规格（2）水蜜丸，一次 6 ~ 12g，一日 2 次；规格（3）水丸，一次 1 ~ 2 袋，一日 2 次；规格（4）小蜜丸，一次 9 ~ 18g（45 ~ 90 丸），一日 2 次。

胶囊：口服。一次 6 粒，一日 2 次，1 个月为一疗程。

口服液：口服。一次 10ml，一日 3 次；或遵医嘱。

【禁忌】孕妇忌服。

【注意事项】

1．忌食生冷、油腻之品。

2．气虚血瘀者慎用。体弱无瘀者不宜使用。

3．本品含活血行气药，孕妇忌用。

【规格】

丸剂：（1）每丸重9g，（2）每60粒重6g，（3）每67丸约重1g，（4）每100丸重20g。

胶囊：每粒装0.4g。

口服液：每支装10ml。

【贮藏】 密封。

肤痒颗粒

【处方】 苍耳子、地肤子、川芎、红花、白英。

【功能与主治】 祛风活血，除湿止痒。用于皮肤瘙痒症、湿疹、荨麻疹等瘙痒性皮肤病。

【用法与用量】 开水冲服。一次9～18g，一日3次。

【禁忌】 孕妇忌服。

【注意事项】

1．消化道溃疡者慎用。

2．因肾病、糖尿病、黄疸、肿瘤等疾病引起的皮肤瘙痒，应以治疗病因为主，若需用该药品时，应在医师指导下服用。

3．按照用法用量服用，小儿应在医师指导下服用。

4．服药期间如出现口唇发麻应立即停药。如皮肤出现红斑、丘疹、水疱等其他皮疹时，应去医院就诊。

【规格】 每袋装9g。

【贮藏】 密封。

皮肤病血毒丸

【处方】金银花、连翘、忍冬藤、苦地丁、天葵子、土贝母、土茯苓、白鲜皮、地肤子、黄柏、赤茯苓、当归、白芍、熟地黄、鸡血藤、地黄、牡丹皮、白茅根、紫草、紫荆皮、赤芍、益母草、茜草、川芎（酒炙）、桃仁、红花、蛇蜕（酒炙）、防风、蝉蜕、牛蒡子、苍耳子、浮萍、荆芥穗（炭）、苦杏仁、桔梗、白芷、皂角刺、大黄（酒炒）、甘草。

【功能与主治】清热利湿解毒，凉血活血散瘀。用于血热风盛、湿毒瘀结所致的瘾疹、湿疮、粉刺酒皶、疖肿，症见皮肤风团，丘疹，皮肤红赤，肿痛，瘙痒，大便干燥。

【用法与用量】口服。一次20粒，一日2次。

【禁忌】孕妇禁服。

【注意事项】

1．感冒期间停服。

2．风寒证或肺脾气虚证荨麻疹不宜使用。

3．月经期或哺乳期慎服。

4．忌食鱼虾、油腻、辛辣刺激食物，忌烟酒。

5．体弱、慢性腹泻者慎用，过敏体质者慎用。

【规格】每100粒重18g。

【贮藏】密封，置阴凉干燥处。

【药理毒理】皮肤病血毒丸经动物实验证明有抗炎、止痒及抗感染等作用。

·**抗炎作用** 皮肤病血毒丸经动物试验证明2.4g/kg剂量连续5天灌胃能明显抑制巴豆油引起的小鼠耳肿胀；0.6、1.2、2.4g/kg

能显著抑制角叉菜胶所致的大鼠足肿胀；0.6、1.2、2.4g/kg 能明显缩短正常小鼠的排便时间增加小鼠的排便粒数，对燥结失水型小鼠的通便作用不明显。

·**止痒作用** 对磷酸组织胺所致豚鼠局部瘙痒有明显的抑制作用。

·**抗感染作用** 3.6g/kg 剂量组对金黄色葡萄球菌引起的小鼠体内感染具有一定作用[1]。

【参考文献】

[1] 闫晓东，高玉刚.皮肤病血毒丸药理作用实验报告[J].首都医药，1998，5（11）：24-25.

附二

治疗荨麻疹的常用中成药简表

适宜证型	药物名称	功能	主治病症	用法用量	备注
风热相搏证	银翘解毒丸（颗粒、胶囊、软胶囊、片）	疏风解表，清热解毒。	用于风热感冒，症见发热头痛，咳嗽，口干，咽喉疼痛。	丸剂：规格（1）浓缩蜜丸、规格（2）大蜜丸、水蜜丸，用芦根汤或温开水送服，一次1丸，一日2～3次；规格（3）浓缩丸，口服，一次0.7～0.8g，一日3次。颗粒剂：开水冲服。规格（1）一次5g，规格（2）一次15g，一日3次；重症者加服1次。胶囊：口服。一次4粒，一日2～3次。软胶囊：口服。一次2粒，一日3次。片剂：口服。规格（1）、（2）、（3）一次4片，一日2～3次。	丸、颗粒、胶囊、片剂：药典，基药，医保

适宜证型	药物名称	功能	主治病症	用法用量	备注
风热相搏证	桑菊感冒片（合剂）	疏风清热，宣肺止咳。	用于风热感冒，感冒初起，症见头痛、咳嗽、口干、咽痛。	片剂：口服。一次4~8片，一日2~3次。合剂：口服。规格（1）、（2）一次15~20ml，一日3次，用时摇匀。	片剂、合剂：药典、医保。
	消风止痒颗粒	疏风清热，除湿止痒。	用于风热夹湿所致荨麻疹、丘疹性荨麻疹、皮肤瘙痒症及湿疹等。	口服。1岁以内，一日1袋；1~4岁，一日2袋；5~9岁，一日3袋；10~14岁，一日4袋；15岁以上，一日6袋。分2~3次服用；或遵医嘱。	医保
	防风通圣丸（颗粒）	解表通里，清热解毒。	用于外寒内热，表里俱实证，症见恶寒壮热、头痛咽干、小便短赤、大便秘结、瘰疬初起、风疹湿疮。	丸剂：口服。规格（1）大蜜丸，一次1丸；规格（2）浓缩丸，一次8丸；规格（3）水丸，一次6g，一日2次。颗粒剂：口服。一次1袋，一日2次。	丸剂：药典，基药，医保颗粒剂：基药，医保
	皮敏消胶囊	祛风除湿，清热解毒，凉血止痒。	用于急、慢性荨麻疹风热证或风热夹湿证者。	口服。一次4粒，一日3次。急性荨麻疹，疗程1周；慢性荨麻疹，疗程2周。	
	荨麻疹丸	清热祛风，除湿止痒。	用于风、湿、热而致的荨麻疹、湿疹，皮肤瘙痒等症。	口服。一次10g，一日2次；小儿减半。	
	乌蛇止痒丸	养血祛风，燥湿止痒。	用于风湿热邪蕴于肌肤所致的瘾疹、风瘙痒，症见皮肤风团色红、时隐时现、瘙痒难忍，或皮肤瘙痒不止、或皮肤干燥、无原发皮疹；慢性荨麻疹、皮肤瘙痒症见上述证候者。	口服。一次2.5g，一日3次。	医保

续表

适宜证型	药物名称	功能	主治病症	用法用量	备注
风热相搏证	祛风止痒口服液	养血活血，清热利湿，祛风止痒。	用于风热外袭所致荨麻疹、丘疹性荨麻疹出现的皮肤瘙痒及过敏性鼻炎出现的鼻痒、鼻塞、喷嚏等症状的缓解。	口服。一次10ml，一日3次，用时摇匀；儿童酌减，或遵医嘱。	
风寒外束证	桂枝合剂	解肌发表，调和营卫。	用于外感风邪，头痛发热，鼻塞干呕，汗出恶风。	口服。一次10~15ml，一日3次。	
肠胃湿热证	枳实导滞丸	消积导滞，清利湿热。	用于饮食积滞、湿热内阻所致的脘腹胀痛，不思饮食，大便秘结，痢疾里急后重。	口服。一次6~9g，一日2次。	医保；药典
	木香槟榔丸	行气导滞，泻热通便。	用于湿热内停，赤白痢疾，里急后重，胃肠积滞，脘腹胀痛，大便不通。	口服。一次3~6g，一日2~3次。	医保；药典
卫外不固证	玉屏风颗粒	益气，固表，止汗。	用于表虚不固，自汗恶风，面色㿠白，或体虚易感风邪者。	开水冲服。一次1袋，一日3次。	颗粒：药典，基药，医保
	复芪止汗冲剂	益气，固表，敛汗。	用于多汗症，对气虚型者尤佳。	开水冲服。5岁以下，一次20g，一日2次；5~12岁，一次20g，一日3次；成人一次40g，一日2次。	
气血亏虚证	八珍丸（颗粒、胶囊）	补气益血。	用于气血两虚，面色萎黄，食欲不振，四肢乏力，月经过多。	丸剂：口服。规格（1）大蜜丸，一次1丸，一日2次；规格（2）（4）浓缩丸，一次8丸，一日3次；规格（3）水蜜丸，一次6g，一日2次。颗粒剂：开水冲服。规	药典，基药，医保

适宜证型	药物名称	功能	主治病症	用法用量	备注
气血亏虚证				格（1）、（2）一次1袋，一日2次。 胶囊：口服。一次3粒，一日2次。	
	人参益母丸	补养气血，化瘀调经。	用于妇女气血两虚，月经不调，赤白带下，恶露不尽，体弱倦怠等。	口服。一次1丸，一日3次。	
冲任不调证	参芪二仙片	补肾填精，调补冲任，益气养血。	用于肾虚腰膝酸软，阳痿早泄，遗精，妇女更年期经血不调等。	口服。一次5片，一日2～3次。	
	四物合剂（颗粒）	调经养血。	用于营血虚弱，月经不调。	合剂：口服。一次10～15ml，一日3次，用时摇匀。 颗粒剂：温开水冲服。一次5g，一日3次。	合剂、颗粒剂：药典，医保
阴虚血热证	知柏地黄丸	滋阴降火。	用于阴虚火旺，潮热盗汗，口干咽痛，耳鸣遗精，小便短赤。	口服。规格（1）大蜜丸，一次1丸，一日2次；规格（2）、（6）浓缩丸，一次8丸，一日3次；规格（3）、（5）水蜜丸，一次6g，一日2次；规格（4）小蜜丸，一次9g，一日2次。	基药，医保
血瘀阻络证	血府逐瘀丸（胶囊、口服液）	活血祛瘀，行气止痛。	用于气滞血瘀所致的胸痹、头痛日久、痛如针刺而有定处、内热烦闷、心悸失眠、急躁易怒。	丸剂：空腹，用红糖水送服。规格（1）大蜜丸，一次1～2丸，一日2次；规格（2）水蜜丸，一次6～12g，一日2次；规格（3）水丸，一次1～2袋，一日2次；规格（4）小蜜丸，一次9～18g（45～90丸），一日2次。 胶囊：口服。一次6粒，	丸、胶囊：基药，医保 口服液：基药，医保

适宜证型	药物名称	功能	主治病症	用法用量	备注
血瘀阻络证				一日2次，1个月为一疗程。口服液：口服。一次10ml，一日3次；或遵医嘱。	
	肤痒颗粒	祛风活血，除湿止痒。	用于皮肤瘙痒症、湿疹、荨麻疹等瘙痒性皮肤病。	开水冲服。一次9～18g，一日3次。	医保
	皮肤病血毒丸	清热利湿解毒，凉血活血散瘀。	用于血热风盛、湿毒瘀结所致的瘾疹、湿疮、粉刺酒皶、疖肿，症见皮肤风团，丘疹，皮肤红赤，肿痛，瘙痒，大便干燥。	口服。一次20粒，一日2次。	

神经性皮炎

　　神经性皮炎是一种皮肤功能障碍性疾病，具有明显的皮肤损害。多发生在颈后部或其两侧、肘窝、腘窝、前臂、大腿、小腿及腰骶部等。常成片出现，呈三角形或多角形的平顶丘疹，皮肤增厚，皮沟加深，皮嵴隆起，形似苔藓，常呈淡红或淡褐色。剧烈瘙痒是其主要症状。如全身皮肤有较明显损害者，又称之为弥漫性神经性皮炎。主要病因有（1）精神因素：目前认为是发生本病的主要诱因，情绪波动、精神过度紧张、焦虑不安、生活环境突然变化等均可使病情加重和反复；（2）局部刺激：如衣领过硬而引起的摩擦、化学物质刺激、昆虫叮咬、阳光照射、搔抓等，均可诱发本病；（3）其他因素：胃肠道功能障碍、内分泌系统功能异常、体内慢性病灶感染而致敏，也可能成为致病因素。本病多见于青年和成年人，儿童一般不发病。夏季多发或季节性不明显。

　　本病初发时，仅有瘙痒感，而无原发皮损，由于搔抓及摩擦，皮肤逐渐出现粟粒至绿豆大小的扁平丘疹，圆形或多角形，坚硬而有光泽，呈淡红色或正常皮色，散在分布。因有阵发性剧痒，患者经常搔抓，丘疹逐渐增多，日久则融合成片，肥厚、苔藓样变，表现为皮沟加深、皮嵴隆起，皮损变为暗褐色，干燥、有细碎脱屑。斑片样皮损边界清楚，边缘可有小的扁平丘疹，散在而孤立。皮损斑片的数目不定，可单发或泛发周身，大小不等，形状不一。好发于颈部两侧、颈部、肘窝、腘窝、骶尾部、腕部、踝部，亦见于腰背部、眼睑、四肢及外阴等部位。自觉症状为阵发性剧痒，夜晚尤甚，影响睡眠。搔抓后引致血痕及血痂，严重者可继发毛囊炎及淋巴炎。本病为慢性疾病，症状时轻时重，愈后易复发。

　　分类：（1）局限性神经性皮炎：90%以上好发于颈部，其次为肘、骶、眼睑、腘窝等处，首先感觉局部瘙痒，后出现集簇的粟粒至米粒大正常皮色或淡褐色、淡红色多角形扁平丘疹，表面略有光泽，覆盖少量秕糠状鳞屑，进而丘疹互相融合成片，因搔抓刺激皮肤渐增厚，形成苔藓样变，境界清楚，患处皮损周围常见抓痕、血痂。（2）弥漫性神经性皮炎：皮损表现与局限性神经性皮炎相似，但分布广泛，累及头、四肢躯干等处，阵发性剧痒，尤以夜间为甚，影响睡眠，病程长，易反复发作，由于经常搔抓可继发湿疹样改变或继发感染发生毛囊炎、疖等。

现代医学治疗神经性皮炎采用全身疗法，可用安定镇静剂或抗组胺药物等。

神经性皮炎与中医的"牛皮癣"、"摄领疮"等相类似，总因风湿蕴肤、血虚风燥、经气不畅所致。

一、中医病因病机分析及常见证型

中医认为，风邪、湿邪、热邪、血虚、虫淫等为致病的主要诱因，此病主要以内因为主，由于心绪烦扰、七情内伤、内生心火而致。（1）风湿蕴肤：初起多为风湿热之邪阻滞肌肤，或颈项多汗，衣着硬领摩擦刺激引起。（2）肝郁化火：情志不遂，郁闷不舒，肝火亢盛，以致气血运行失职，凝滞肌肤。（3）血热风燥：心主血脉，心火亢盛，伏于营血，产生血热，血热生风，风盛则燥。（4）血虚风燥：病久耗伤阴液，营血不足，血虚生风生燥，皮肤失去濡养而成。

总之，情志内伤、风邪侵扰是本病发病的诱发因素，营血失和、经脉失疏、气血凝滞则为其病机。

神经性皮炎的常见证型有风湿蕴肤证、肝郁化火证、血热风燥证、血虚风燥证等。

二、辨证选择中成药

治疗以疏风祛湿、清热解毒、养血润燥、活血化瘀为原则，以达到驱邪扶正止痒之功效。

1. 风湿蕴肤证

【临床表现】皮损呈淡褐色片状，粗糙肥厚，剧痒时作，夜间尤甚；苔薄白或白腻，脉濡而缓。

【辨证要点】皮损肥厚，剧痒，苔薄白或白腻，脉濡而缓。

【病机简析】患者先天脾胃虚弱，或饮食不节，脾胃运化功能失职，湿邪内生，故苔薄白或白腻，脉濡而缓；同时感受外来邪气，风湿蕴于肌肤，故皮损粗糙肥厚，剧痒。

【治法】疏风解表，清热利湿。

【辨证选药】内服：二妙丸、三妙丸、四妙丸、防风通圣丸（颗粒），外用：止痒酊。

此类中成药多用苍术、白术、黄柏燥湿，薏仁淡渗利湿，配以荆芥、防风、薄荷疏风解表，黄连、栀子、石膏等清热除湿。或外用苦参、白鲜皮等苦寒之品去除湿邪。

2. 肝郁化火证

【临床表现】皮损色红，心烦易怒，失眠多梦，眩晕，口苦咽干；舌边尖红，脉弦数。

【辨证要点】皮损色红，心烦易怒，口苦咽干，舌边尖红，脉弦数。

【病机简析】素体热毒炽盛，外溢肌肤，故见皮损色红；毒邪郁积于内，上扰心神，故心烦易怒，失眠多梦；侵犯肝胆，故见口苦咽干；肝经有火则舌边尖红，脉弦数。

【治法】清肝泻火，下利湿热。

【辨证选药】内服：龙胆泻肝丸（片、颗粒、口服液）、当归龙荟丸、一清胶囊，外用：冰黄肤乐软膏、重楼解毒酊。

此类中成药常以黄芩、黄连、柴胡、栀子、生石膏等清热之力较重的药物组成。龙胆草善于清肝经之热；泽泻、木通清利湿热；牛黄长于清心火。几种药物合用，具有较好的清热解毒之功效。或外用重楼、大黄、冰片等清热止痒。

3. 血热风燥证

【临床表现】皮肤潮红，皮损色鲜红，瘙痒明显，口干舌燥，心烦易怒，大便干燥，小便色黄；舌质红，舌苔黄腻，脉弦滑或弦数。

【辨证要点】皮损色鲜红，瘙痒，大便干燥，小便色黄，舌质红，舌苔黄腻，脉弦滑或弦数。

【病机简析】湿热内蕴或阳盛阴虚之体质，感邪易从阳化热、化燥，火热之邪蕴伏营血，流于肌肤，发为鲜红皮损；化燥生风，风盛则痒；邪正交争而见，热伤津液，扰乱神明而见心烦口干，便干溲赤；舌质红，舌苔黄腻，脉弦滑或弦数，亦为血热风燥证的典型舌脉。

【治法】凉血活血，祛风润燥。

【辨证选药】内服：大黄清胃丸、皮肤病血毒丸、百癣夏塔热片，外用：青鹏软膏。

此类中成药常以大黄、黄芩、芦荟等清热凉血，配以桃仁、红花、川芎活血化瘀。或外用活血化瘀之品。

4. 血虚风燥证

【临床表现】皮损灰白，抓如枯木，肥厚粗糙似牛皮，心悸怔忡，失眠健忘，女子月经不调；舌淡，脉沉细。

【辨证要点】皮损灰白干枯，心悸怔忡，舌淡，脉沉细。

【病机简析】本病后期，反复发作，血虚生风化燥，气阴两虚，血不营肤而见皮损灰白，抓如枯木，粗糙肥厚；风湿热伤阴耗血，瘀阻经络，心失濡养，可见心悸怔忡，失眠健忘；瘀血内停则女子月经不调。

【治法】养血祛风润燥。

【辨证选药】润燥止痒胶囊、四物合剂、归脾丸（合剂）、六味地黄丸（颗粒、胶囊）、乌蛇止痒丸、湿毒清片（胶囊）。

此类中成药常用桃仁、红花、川芎、三七等行气活血药物组成，配以麝香、冰片、乳香等芳香化浊之品以止痛，当归活血补血，山药、地黄补肾益气之品以扶助正气。

三、用药注意

临床选药必须以辨证论治的思想为指导，针对不同证型，选择与其相对证的药物，才能收到较为满意的疗效。如正在服用其他药品，应当告知医师或药师。外用药物要遵循外用药的使用原则选择适当剂型。饮食宜清淡，切忌肥甘油腻食物，以防影响药效的发挥。药品贮藏宜得当，存于阴凉干燥处，药品性状发生改变时禁止服用。药品必须妥善保管，放在儿童不能接触的地方，以防发生意外。对于具体药品的饮食禁忌、配伍禁忌、妊娠禁忌、证候禁忌、病证禁忌、特殊体质禁忌、特殊人群禁忌等，各药品具体内容中均有详细介绍，用药前务必仔细阅读。

附一

常用治疗神经性皮炎的中成药药品介绍

（一）风湿蕴肤证常用中成药品种

二妙丸

【处方】苍术（炒）、黄柏（炒）。

【功能与主治】燥湿清热。用于湿热下注，足膝红肿热痛，下肢丹毒，白带，阴囊湿痒。

【用法与用量】口服。一次6～9g，一日2次。

【注意事项】

1．忌烟酒、辛辣、油腻及腥发食物。

2．有高血压、心脏病、肝病、糖尿病、肾病等慢性病严重者应在医师指导下服用。

3．儿童、孕妇、哺乳期妇女、年老体弱者应在医师指导下服用。

4．服药期间，如局部皮疹需要使用外用药时，应向专科医师咨询。

5．如瘙痒重者，应去医院就诊。

【规格】每100粒重6g。

【贮藏】密闭，防潮。

三妙丸

【处方】苍术（炒）、黄柏（炒）、牛膝。

【功能与主治】燥湿清热。用于湿热下注，足膝红肿热痛，下肢沉重，小便黄少。

【用法与用量】口服。一次 6～9g，一日 2～3 次。

【注意事项】孕妇慎用。

【规格】水丸，每 50 粒重 3g。

【贮藏】密闭，防潮。

四妙丸

【处方】苍术、牛膝、黄柏、薏苡仁。

【功能与主治】清热利湿。用于湿热下注，足膝红肿，筋骨疼痛。

【用量与用法】口服。一次 6g，一日 2 次。

【注意事项】孕妇慎用。虚寒痿证，带下，风寒湿痹等忌用。

【规格】水丸，每袋装 6g，每盒装 6 袋。

【贮藏】密闭，防潮。

防风通圣丸（颗粒）

【处方】防风、荆芥穗、薄荷、麻黄、大黄、芒硝、栀子、滑石、桔梗、石膏、川芎、当归、白芍、黄芩、连翘、白术（炒）、甘草。

【功能与主治】解表通里，清热解毒。用于外寒内热，表里俱实，恶寒壮热，头痛咽干，小便短赤，大便秘结，瘰疬初起，风疹湿疮。

【用法与用量】

丸剂：口服。规格（1）大蜜丸，一次 1 丸；规格（2）浓缩丸，一次 8 丸；规格（3）水丸，一次 6g，一日 2 次。

颗粒剂：口服。一次 1 袋，一日 2 次。

【注意事项】

1．孕妇慎用。

2．服药期间宜食清淡、易消化食物.忌食油腻鱼虾海鲜类食物。

3．本品不宜久服，服药 3 天后症状未改善或皮疹面积扩大加重者，应去医院就诊。

【规格】

丸剂：（1）每丸重 9g，（2）每 8 丸相当于原药材 6g，（3）每 20 丸重 1g。

颗粒剂：每袋装 3g。

【贮藏】密闭，防潮。

止痒酊

【处方】白鲜皮、土荆皮、苦参。

【功能与主治】燥湿杀虫，祛风止痒。用于蚊虫叮咬瘙痒，足癣趾间瘙痒，局限性神经性皮炎等。

【用法与用量】外用，涂擦患处。一日 2～3 次。

【注意事项】外用药，切勿入口。创面伤口处勿用。

【规格】每瓶装 20ml。

【贮藏】密封，置阴凉处。

（二）肝郁化火证常用中成药品种

龙胆泻肝丸（片、颗粒、口服液）

【处方】龙胆、柴胡、黄芩、栀子（炒）、泽泻、木通、车前子（盐炒）、当归（酒炒）、地黄、甘草（蜜炙）。

【功能与主治】清肝胆，利湿热。用于肝胆湿热所致的头晕目赤，耳鸣耳聋，耳部疼痛，胁痛口苦。

【用法用量】

丸剂：口服。一次8丸，一日2次。

片剂：口服。一次4～6片，一日2～3次。

颗粒剂：开水冲服。一次1袋，一日2次。

口服液：口服。一次1支，一日3次。

【注意事项】

1．孕妇，年老体弱，大便溏软者慎用。

2．忌食辛辣、刺激性食物。

3．服本药时不宜同时服滋补性中成药。

4．有高血压、心律失常、心脏病、肝病、肾病、糖尿病等慢性病严重者，以及正在接受其他治疗的患者，应在医师指导下服用。

5．服药3天后症状未改善，或出现其他严重症状时，应停药，并去医院就诊。

【规格】

丸剂：浓缩丸，每100粒重6g。

片剂：每片重0.3g。

颗粒剂：每袋装6g。

口服液：每支装10ml。

【贮藏】密闭，防潮。

【药理毒理】本品具有抗炎、镇痛、保肝利胆、免疫调节及抗病毒抑菌作用。

·**抗炎作用** 有研究使用龙胆泻肝胶囊通过对巴豆油致小鼠耳郭肿胀实验、角叉菜胶致大鼠足肿胀实验发现，该方能降低小鼠耳郭肿胀度和大鼠足趾肿胀度，对抑制小鼠耳郭及大鼠足肿胀有显著效果[1]；还有研究发现龙胆泻肝汤能明显降低小鼠腹腔毛细血管通透性[2]。

·**镇痛作用** 有研究分别用小鼠扭体法和热板法探索龙胆泻肝汤的镇痛作用，结果证明龙胆泻肝汤能明显减少小鼠的扭体反应数，显著延长给药后（热板法）1h、2h小鼠疼痛反应的潜伏期[3]。

·**保肝利胆作用** 有研究龙胆泻肝汤对四氯化碳（CCl_4）所致急性肝损伤大鼠的靛氰绿（ICG）肝清除率的影响，发现该方能明显抑制CCl_4所致大鼠血清中天冬氨酸转氨酶（ALT）及丙氨酸转氨酶（AST）含量的升高，改善肝脏组织病理，对抗CCl_4所致肝血流量下降和肝清除率下降[4]；其他实验研究发现，运用龙胆泻肝颗粒十二指肠给药可明显增加大鼠的胆汁分泌量，验证了本药颗粒剂有显著的利胆作用[5]。有学者使用制造阻塞性黄疸大鼠模型的方法，结果表明中药复方龙胆泻肝丸可保护肝脏，对抗阻塞性黄疸所致肝清除率和肝血流量下降，改善肝脏血流动力学[6]。

·**免疫调节作用** 龙胆泻肝汤可提高动物血清溶菌酶含量、溶血素抗体的含量和T淋巴细胞的转化率，而且有随剂量加大作用相应提高的量效关系。显示本方有增强机体的非特异性免疫，提高细胞免疫和体液免疫的作用[7]。

·**抗病毒抑菌作用** 有学者使用本方在体外对疱疹病毒的抗病毒实验，发现该方随着药物浓度的增加，抗病毒活性亦增强，有良好的线性关系，对病毒所致的特征性细胞病变的抑制程度亦具有相关性[8]。日本研究发现，在大鼠子宫内接种大肠杆菌、脆弱拟杆菌悬液使子宫积脓的模型试验中，发现本方能明显降低人工感染大鼠子宫中大肠杆菌、脆弱拟杆菌的数量[9]。

【参考文献】

[1] 潘经媛，邱银生，朱式欧，等.龙胆泻肝胶囊的抗炎、免疫调节作用[J].时珍国医国药，2006，17（8）：1471-1473.

[2] 武梅芳，楚立，张建平.龙胆泻肝汤的药理及毒理学实验研究[J].河北中医学院学报，1996，11（1）：1-3.

[3] 蒲维娅.龙胆泻肝汤对小鼠的镇痛作用[J].时珍国医国药，2004，15（7）：389-340.

[4] 石红，周琰，何士彦.龙胆泻肝汤对四氯化碳肝损伤大鼠肝脏转运功能的影响[J].辽宁中医杂志，2006，33（8）：1041-1042.

[5] 严尚学，朱成举，黄德武.龙胆泻肝颗粒的保肝利胆作用研究[J].安徽医科大学学报，2005，40（4）：327-329.

[6] 张建平，周琰，王林.龙胆泻肝丸对阻塞性黄疸大鼠肝脏转运功能的影响[J].中成药，2007，29（7）：979-980.

[7] 章健，赵黎，南淑玲，等.龙胆泻肝汤对正常动物免疫功能的影响[J].中国中医基础医学杂志，2007，13（9）：673-674.

[8] 矫健，戴向东，陈华元，等.疱疹口服液药效学实验研究[J].实用中医药杂志，2003，19（7）：339-342.

[9]Hiroshige M，kyoko K，koji L，et al.Therapeutic effects of herbal medicine（Juzen-taiho-to and ryutan-shakan-to）in a rat intrauterine infection（pyometra）model[J].current therapeutic research，1997，58（7）：454-458.

当归龙荟丸

【处方】当归（酒炒）、龙胆（酒炒）、芦荟、青黛、栀子、黄连（酒炒）、黄芩（酒炒）、黄柏（盐炒）、大黄（酒炒）、木香、麝香。

【功能与主治】泻火通便。用于肝胆火旺，心烦不宁，头晕目眩，耳鸣耳聋，胁肋疼痛，脘腹胀痛，大便秘结。

【用法与用量】口服。一次6g，一日2次。

【注意事项】孕妇禁用。

【规格】水丸，每20粒重3g。

【贮藏】密封。

一清胶囊

【处方】大黄、黄芩、黄连。

【功能与主治】清热燥湿，泻火解毒，化瘀止血。用于热毒所致的身热烦躁，目赤口疮，咽喉、牙龈肿痛，大便秘结及上呼吸道感染、咽炎、扁桃体炎、牙龈炎见上述证候者。

【用法与用量】口服。一次2粒，一日3次。

【注意事项】

1. 忌烟、酒及辛辣、油腻食物。

2. 心脏病、肝病、糖尿病、肾病等慢性病患者应在医师指导下服用。

3. 服药后大便次数每日2～3次者，应减量；每日3次以上者，应停用并向医师咨询。

4. 服药3天后症状无改善，或加重者，应立即停药并去医院就诊。

【规格】每粒装 0.5g。

【贮藏】密封。

冰黄肤乐软膏

【处方】大黄、姜黄、硫黄、黄芩、甘草、冰片、薄荷脑。

【功能与主治】清热解毒，活血祛风，止痒消炎。用于湿热蕴结或血热风燥引起的皮肤瘙痒；神经性皮炎、湿疹、足癣及银屑病等瘙痒性皮肤病见上述证候者。

【用法与用量】外用，涂搽患处。一日 3 次。

【注意事项】治疗期间忌酒等辛辣发物。

【规格】每支装 15g。

【贮藏】密封，置阴凉处。

【药理毒理】试验表明，冰黄肤乐软膏具有抑菌杀菌、止痒等作用。

·抑菌杀菌作用　本品体外试验对皮肤癣菌的三个属的代表株及临床株，即红色毛癣菌、石膏样毛癣菌临床株与红色毛癣菌、絮状表皮癣菌、石膏样小孢子菌标准株均有较强的抑菌和杀菌作用，用液体连续稀释法和固体连续稀释法及活菌计数法测定本品的最小抑菌浓度及杀菌时间，仅 50% 原药浓度的药液在 60min 内即可将上述癣菌全部杀死。

·止痒作用　本品能明显提高致痒阈，具有显著的止痒作用。止痒试验分对照组和本品大剂量组、小剂量组，以磷酸组织胺总量为致痒阈，本品大、小剂量组与对照组比较有非常显著性差异（$P < 0.01$），证明本品止痒作用显著[1]。

【参考文献】

[1] 莫正纪，牟家琬，李明远，等.冰黄肤乐软膏抗皮肤癣菌活性及止痒作用研究 [J].中成药，2000，22（3）：220-222.

重楼解毒酊

【处方】 重楼、草乌、艾叶、石菖蒲、大蒜、天然冰片。

【功能与主治】 清热解毒，散瘀止痛。用于肝经火毒所致的带状疱疹，皮肤瘙痒，虫咬皮炎，流行性腮腺炎。

【用法与用量】 外用，涂抹患处。一日3～4次。

【注意事项】 外用药，忌内服，久置有少量沉淀，摇匀后使用。在治疗流行性腮腺炎期间，患者应忌冷、酸、腥、辣食物。

【规格】 每瓶装（1）15ml，（2）30ml。

【贮藏】 密封，置阴凉处。

（三）血热风燥证常用中成药品种

大黄清胃丸

【处方】 大黄、关木通、槟榔、黄芩、胆南星、羌活、滑石粉、白芷、牵牛子（炒）、芒硝。

【功能与主治】 清热解毒，通便。用于胃火炽盛，口燥舌干，头痛目眩，大便燥结。

【用法与用量】 口服。一次1丸，一日2次。

【注意事项】 孕妇忌服。

【规格】 每丸重9g。

【贮藏】 密封。

皮肤病血毒丸

【处方】 金银花、连翘、忍冬藤、苦地丁、天葵子、土贝母、土茯苓、白鲜皮、地肤子、黄柏、赤茯苓、当归、白芍、熟地黄、鸡血藤、地黄、牡丹皮、白茅根、紫草、紫荆皮、赤芍、益母草、茜草、川芎（酒炙）、桃仁、红花、蛇蜕（酒炙）、防风、蝉蜕、牛蒡子、苍耳子、浮萍、荆芥穗（炭）、苦杏仁、桔梗、白芷、皂角刺、大黄（酒炒）、甘草。

【功能与主治】 清热利湿解毒，凉血活血散瘀。用于血热风盛、湿毒瘀结所致的瘾疹、湿疮、粉刺酒齄、疖肿，症见皮肤风团，丘疹，皮肤红赤，肿痛，瘙痒，大便干燥。

【用法与用量】 口服。一次 20 粒，一日 2 次。

【禁忌】 孕妇禁服。

【注意事项】

1．感冒期间停服。

2．风寒证或肺脾气虚证荨麻疹不宜使用。

3．月经期或哺乳期慎服。

4．忌食鱼虾、油腻、辛辣刺激食物，忌烟酒。

5．体弱、慢性腹泻者慎用，过敏体质者慎用。

【规格】 每 100 粒重 18g。

【贮藏】 密封，置阴凉干燥处。

【药理毒理】 皮肤病血毒丸经动物实验证明有抗炎、止痒及抗感染等作用。

·**抗炎作用** 皮肤病血毒丸经动物试验证明 2.4g/kg 剂量连续 5 天灌胃能明显抑制巴豆油引起的小鼠耳肿胀；0.6、1.2、2.4g/kg

能显著抑制角叉菜胶所致的大鼠足肿胀；0.6、1.2、2.4g/kg 能明显缩短正常小鼠的排便时间增加小鼠的排便粒数，对燥结失水型小鼠的通便作用不明显。

·**止痒作用** 对磷酸组织胺所致豚鼠局部瘙痒有明显的抑制作用。

·**抗感染作用** 3.6g/kg 剂量组对金黄色葡萄球菌引起的小鼠体内感染具有一定作用[1]。

【参考文献】

[1] 闫晓东，高玉刚.皮肤病血毒丸药理作用实验报告 [J].首都医药，1998，5（11）：24-25.

百癣夏塔热片

【处方】地锦草、诃子肉、毛诃子肉、司卡摩尼亚脂、芦荟、西青果。

【功能与主治】消除异常黏液质、胆液质及败血，消肿止痒。用于治疗手癣，体癣，足癣，花斑癣，银屑病，过敏性皮炎，带状疱疹，痤疮等。

【用法与用量】口服。一次 3 ~ 5 片，一日 3 次。

【注意事项】

1．忌烟、酒及辛辣、油腻食物。

2．患有慢性腹泻、痢疾不宜服用，其表现为大便次数增多及经常腹泻，里急后重，脓血便。

3．按照用法用量服用，儿童、孕妇及哺乳期妇女应在医师的指导下服用。

【规格】每片重 0.3g。

【贮藏】密封。

青鹏软膏

【处方】镰形棘豆、亚大黄、铁棒锤、诃子、毛诃子、余甘子、安息香等。

【功能与主治】活血化瘀，消肿止痛。用于风湿关节炎、类风湿关节炎、骨关节炎、痛风、急慢性扭挫伤、肩周炎引起的关节、肌肉肿胀疼痛及皮肤瘙痒、湿疹。

【用法与用量】取本品适量涂于患处。一日2次。

【注意事项】请勿口服，放在儿童触及不到之处；破损皮肤禁用；孕妇禁用。

【规格】每支装20g。

【贮藏】密闭，置阴凉干燥处。

（四）血虚风燥证常用中成药品种

润燥止痒胶囊

【处方】何首乌、制何首乌、生地黄、桑叶、苦参、红活麻。

【功能与主治】养血滋阴，祛风止痒，润肠通便。用于血虚风燥所致的皮肤瘙痒，热毒蕴肤所致的痤疮肿痛，热结便秘。

【用法与用量】口服。一次4粒，一日3次，2周为一疗程；或遵医嘱。

【注意事项】

1．忌烟酒，辛辣、油腻及腥发食物。

2．用药期间不宜同时服用温热性药物。

3．患处不宜用热水洗烫。

4．孕妇慎用，儿童，年老体弱及患有其他疾病者应在医师指导下服用。

5．因糖尿病，肾病，肝病，肿瘤等疾病引起的皮肤瘙痒，不属于本品适应范围。

【规格】每粒装 0.5g。

【贮藏】密封，置阴凉处。

四物合剂

【处方】当归、川芎、白芍、熟地黄。

【功能与主治】调经养血。用于营血虚弱，月经不调。

【用法与用量】口服。一次 10 ～ 15ml，一日 3 次。

【注意事项】

1．经期忌食生冷饮食。

2．服本药时不宜和感冒药同时服用。

3．有内科疾病，或正在接受其他治疗者，均应在医师指导下服用。

4．一般服药 1 个月经周期，其症状无改善，应去医院就诊。

5．按照用法用量服用，服药过程中出现不良反应应停药，并向医师咨询。

6．药品性状发生改变时禁止服用。

7．请将此药品放在儿童不能接触的地方。

【规格】（1）每支装 10ml，（2）每瓶装 100ml。

【贮藏】密封，置阴凉处。

归脾丸（合剂）

【处方】党参、炒白术、炙黄芪、炙甘草、茯苓、制远志、炒酸枣仁、龙眼肉、当归、木香、大枣（去核）。

【功能与主治】益气健脾，养血安神。用于心脾两虚，气短心悸，失眠多梦，头昏头晕，肢倦乏力，食欲不振，崩漏便血。

【用法与用量】

丸剂：用温开水或生姜汤送服。规格（1）大蜜丸，一次1丸；规格（2）浓缩丸，一次8～10丸；规格（3）水蜜丸，一次6g；规格（4）、（5）、（6）小蜜丸，一次9g，一日3次。

合剂：口服。规格（1）、（2）一次10～20ml，一日3次，用时摇匀。

【注意事项】服药期间忌油腻食物。

【规格】

丸剂：（1）每丸重9g，（2）每8丸相当于原药材3g，（3）每袋装6g，（4）每袋装9g，（5）每瓶装60g，（6）每瓶装120g。

合剂：（1）每支装10ml，（2）每瓶装100ml。

【贮藏】密封。

六味地黄丸（颗粒、胶囊）

【处方】熟地黄、山茱萸（制）、牡丹皮、山药、茯苓、泽泻。

【功能与主治】滋阴补肾。用于肾阴亏损，头晕耳鸣，腰膝酸软，骨蒸潮热，盗汗遗精，消渴。

【用法与用量】

丸剂：口服。规格（1）大蜜丸，一次1丸，一日2次；规格（2）浓缩丸，一次8丸，一日3次；规格（3）水蜜丸，一次6g，一日2次；规格（4）、（5）、（6）小蜜丸，一次9g，一日2次。

颗粒剂：开水冲服。一次5g，一日2次。

胶囊：口服。规格（1）一次1粒，规格（2）一次2粒，一日2次。

【注意事项】

1. 忌不易消化食物。

2. 感冒发热患者不宜服用。

3. 有高血压、心脏病、肝病、糖尿病、肾病等慢性病严重者应在医师指导下服用。

4. 儿童、孕妇、哺乳期妇女应在医师指导下服用。

【规格】

丸剂：（1）每丸重9g，（2）每8丸重1.44g（每8丸相当于饮片3g），（3）每袋装6g，（4）每袋装9g，（5）每瓶装60g，（6）每瓶装120g。

颗粒剂：每袋装5g。

胶囊：每粒装（1）0.3g，（2）0.5g。

【贮藏】密封。

乌蛇止痒丸

【处方】乌梢蛇、防风、蛇床子、苦参、黄柏、苍术、人参须、牡丹皮、蛇胆汁、人工牛黄、当归。

【功能与主治】养血祛风，燥湿止痒。用于皮肤瘙痒，荨麻疹。

【用法与用量】口服。一次 2.5g，一日 3 次（约 20 丸）。

【注意事项】

1．服本药时不宜同时服藜芦、五灵脂、皂荚或其制剂；不宜喝茶和吃萝卜，以免影响疗效。

2．因糖尿病、肾病、肝病、肿瘤等疾病引起的皮肤瘙痒，不属本品适应范围。

3．感冒时，不宜服用本药。

4．服药期间宜食清淡、易消化食物，忌食辛辣、油腻食物。

5．患处不宜用热水洗烫。

6．不宜滥用护肤、止痒的化妆品及外用药物。必须使用时，应在医师指导下使用。

7．按照用法用量服用时，如出现不良反应，应停药，并向医师咨询。

8．小儿使用本品时，应在医师指导下，减量服用。

【规格】每 10 丸重 1.25g。

【贮藏】密封。

湿毒清片（胶囊）

【处方】地黄、当归、丹参、蝉蜕、黄芩、白鲜皮、土茯苓、甘草。

【功能与主治】养血润燥，化湿解毒，祛风止痒。用于皮肤瘙痒症属血虚湿蕴皮肤证者。

【用法与用量】

片剂：口服。一次 3 ~ 4 片，一日 3 次。

胶囊：口服。一次 3 ~ 4 粒，一日 3 次。

【注意事项】

1．忌烟酒、辛辣、油腻及腥发食物。

2．用药期间不宜同时服用湿热性药物。

3．儿童、老年、哺乳期患者及患有其它疾病者应在医师指导下服用。

4．因糖尿病、肾病、肝病、肿瘤等疾病引起的皮肤瘙痒，不属本品适应范围。

5．患处不宜用热水洗烫。

【规格】

片剂：每片重 0.5g。

胶囊：每粒重 0.5g。

【贮藏】 密封、防潮。

【药理毒理】 本品有抗瘙痒、抑制血管通透性的增加、抗过敏、抗炎、抗缺氧的作用。

·**抗瘙痒作用** 用右旋糖酐引起小鼠皮肤瘙痒，记录 20min 内每只小鼠瘙痒发作的总次数及持续总时间；以组胺致小鼠右足瘙痒，并以豚鼠舔右后足时所给予的组胺总量为致痒阈。结果表明，湿毒清胶囊 4.5g/kg（以所含生药量计算，下同）时，能明显减少右旋糖酐所致小鼠皮肤瘙痒的次数和瘙痒持续时间，并提高组胺的致痒阈[1]。

·**抑制血管通透性的增加作用** 在大鼠背部 sc 组胺，将其背部皮肤蓝斑剪下，置于 5ml 生理盐水-丙酮混合液中，24h 后取上清液测 A 值。结果表明，湿毒清胶囊 4.5g/kg 对组胺所致毛细血管通透性增加有一定的抑制作用，抑制率达到 40% 左右[1]。

·**抗过敏作用** 在同种被动皮肤过敏反应试验中，用鸡蛋清生理盐水免疫佐剂百白破疫苗制备大鼠抗卵蛋白血清并引起大鼠皮肤过敏，结果湿毒清胶囊 4.5g/kg 有明显的抗渗出作用[1]。

· **抗炎作用** 经实验证明，湿毒清胶囊能明显减弱二甲亚砜（DMSO）和巴豆油引起的小鼠耳郭炎症，因此认为其对过敏性皮炎和接触性皮炎有明显作用。动物实验未见湿毒清胶囊有毒副作用及其他不良反应，说明目前临床上用其治疗瘙痒性皮肤病并取得较好疗效有一定的药理学基础[2]。

· **抗缺氧作用** 将昆明种小鼠 30 只随机分成 2 组，用药组按湿毒清胶囊粉 2.4g/（kg·d）溶于 10ml 水中灌胃，连给 2 周；对照组给以等量生理盐水。在室温 25℃条件下放入缺氧耐受实验装置中，观察动物死亡时间（min），测氧气消耗量（ml），并计算每只小鼠的耗氧率[ml/（min·g）]。结果用药组耗氧率为（0.0258±0.0037），低于（$P < 0.05$）对照组（0.0289±0.0034），表明湿毒清胶囊能提高小鼠的缺氧耐受性[3]。

【参考文献】

[1] 李思明，何俊兵，王辉，等.湿毒清胶囊化学成分与药理作用研究进展 [J].现代药物与临床，2009，24（4）：220-224.

[2] 陈家欢，杨斌，黄志明.湿毒清胶囊抗皮肤过敏和抗炎作用的研究 [J].广西中医学院学报，1999，16（3）：124-126.

[3] 梁志锋，林军.湿毒清（复方地归）胶囊对小鼠缺氧耐受性的影响 [J].中国现代实用医学杂志，2005，4（3）：25-26.

附二

治疗神经性皮炎的常用中成药简表

适宜证型	药物名称	功能	主治病症	用法用量	备注
风湿蕴肤证	二妙丸	燥湿清热。	用于湿热下注，足膝红肿热痛，下肢丹毒，白带，阴囊湿痒。	口服。一次6~9g，一日2次。	药典
	三妙丸	燥湿清热。	用于湿热下注，足膝红肿热痛，下肢沉重，小便黄少。	口服。一次6~9g，一日2~3次。	药典
	四妙丸	清热利湿。	用于湿热下注，足膝红肿，筋骨疼痛。	口服。一次6g，一日2次。	
	防风通圣丸（颗粒）	解表通里，清热解毒。	用于外寒内热，表里俱实，恶寒壮热，头痛咽干，小便短赤，大便秘结，瘰疬初起，风疹湿疮。	丸剂：口服。规格（1）大蜜丸，一次1丸；规格（2）浓缩丸，一次8丸；规格（3）水丸，一次6g，一日2次。颗粒剂：口服。一次1袋，一日2次。	药典，基药，医保
	止痒酊	燥湿杀虫，祛风止痒。	用于蚊虫叮咬瘙痒.足癣趾间瘙痒，局限性神经性皮炎等。	外用，涂擦患处。一日2~3次。	
肝郁化火证	龙胆泻肝丸（片、颗粒、口服液）	清肝胆，利湿热。	用于肝胆湿热所致的头晕目赤，耳鸣耳聋，耳部疼痛，胁痛口苦。	丸剂：口服。一次8丸，一日2次。片剂：口服。一次4~6片，一日2~3次。颗粒剂：开水冲服。一次1袋，一日2次。口服液：口服。一次1支，一日3次。	医保
	当归龙荟丸	泻火通便。	用于肝胆火旺，心烦不宁，头晕目眩，耳鸣耳聋，胁肋疼痛，脘腹胀痛，大便秘结。	口服。一次6g，一日2次。	药典，医保

适宜证型	药物名称	功能	主治病症	用法用量	备注
肝郁化火证	一清胶囊	清热燥湿，泻火解毒，化瘀止血。	用于热毒所致的身热烦躁，目赤口疮，咽喉、牙龈肿痛，大便秘结及上呼吸道感染、咽炎、扁桃体炎、牙龈炎见上述证候者。	口服。一次2粒，一日3次。	药典
	冰黄肤乐软膏	清热解毒，活血祛风，止痒消炎。	用于湿热蕴结或血热风燥引起的皮肤瘙痒；神经性皮炎、湿疹、足癣及银屑病等瘙痒性皮肤病见上述证候者。	外用，涂搽患处。一日3次。	药典
	重楼解毒酊	清热解毒，散瘀止痛。	用于肝经火毒所致的带状疱疹，皮肤瘙痒，虫咬皮炎，流行性腮腺炎。	外用，涂抹患处。一日3～4次。	药典
血热风燥证	大黄清胃丸	清热解毒，通便。	用于胃火炽盛，口燥舌干，头痛目眩，大便燥结。	口服。一次1丸，一日2次。	药典
	皮肤病血毒丸	清热利湿解毒，凉血活血散瘀。	用于血热风盛、湿毒瘀结所致的瘾疹、湿疮、粉刺酒齇、疖肿，症见皮肤风团，丘疹，皮肤红赤，肿痛，瘙痒，大便干燥。	口服。一次20粒，一日2次。	药典
	百癣夏塔热片	消除异常黏液质、胆液质及败血，消肿止痒。	用于治疗手癣，体癣，足癣，花斑癣，银屑病，过敏性皮炎，带状疱疹，痤疮等。	口服。一次3～5片，一日3次。	药典

适宜证型	药物名称	功能	主治病症	用法用量	备注
血热风燥证	青鹏软膏	活血化瘀，消肿止痛。	用于风湿性关节炎、类风湿关节炎、骨关节炎、痛风、急慢性扭挫伤、肩周炎引起的关节、肌肉肿胀疼痛及皮肤瘙痒、湿疹。	取本品适量涂于患处。一日2次。	药典
血虚风燥证	润燥止痒胶囊	养血滋阴，祛风止痒，润肠通便。	用于血虚风燥所致的皮肤瘙痒，热毒蕴肤所致的痤疮肿痛，热结便秘。	口服。一次4粒，一日3次，2周为一疗程；或遵医嘱。	药典，医保
	四物合剂	调经养血。	用于营血虚弱，月经不调。	口服。一次10～15ml，一日3次。	药典
	归脾丸（合剂）	益气健脾，养血安神。	用于心脾两虚，气短心悸，失眠多梦，头昏头晕，肢倦乏力，食欲不振，崩漏便血。	丸剂：用温开水或生姜汤送服。规格（1）大蜜丸，一次1丸；规格（2）浓缩丸，一次8～10丸；规格（3）水蜜丸，一次6g；规格（4）、（5）、（6）小蜜丸，一次9g，一日3次。合剂：口服。规格（1）、（2）一次10～20ml，一日3次，用时摇匀。	基药，医保
	六味地黄丸（颗粒、胶囊）	滋阴补肾。	用于肾阴亏损，头晕耳鸣，腰膝酸软，骨蒸潮热，盗汗遗精，消渴。	丸剂：口服。规格（1）大蜜丸，一次1丸，一日2次；规格（2）浓缩丸，一次8丸，一日3次；规格（3）水蜜丸，一次6g，一日2次；规格（4）、（5）、（6）小蜜丸，一次9g，一日2次。颗粒剂：开水冲服。一次5g，一日2次。胶囊：口服。规格（1）一次1粒，规格（2）一次2粒，一日2次。	基药，医保

适宜证型	药物名称	功能	主治病症	用法用量	备注
血虚风燥证	乌蛇止痒丸	养血祛风，燥湿止痒。	用于皮肤瘙痒，荨麻疹。	口服。一次2.5g，一日3次（约20丸）。	医保
	湿毒清片（胶囊）	养血润燥，化湿解毒，祛风止痒。	用于皮肤瘙痒症属血虚湿蕴皮肤证者。	片剂：口服。一次3～4片，一日3次。 胶囊：口服。一次3～4粒，一日3次。	片剂：药典，医保 胶囊：医保

湿疹

　　湿疹是一种由多种内外因素引起的具有明显渗出倾向的炎症性皮肤病，皮疹多形性，慢性期为局限性浸润和肥厚，伴有明显瘙痒，易复发，严重影响患者的生活质量，本病是皮肤科常见病，在我国一般人群患病率为 7.5%。

　　湿疹的病因及发病机制目前尚不明确，内因与免疫功能异常、系统性疾病及遗传性或获得性皮肤屏障功能障碍有关，外因如环境、食物中的过敏原、刺激物、微生物、环境因素、社会－心理因素等等都可能诱发或加重本病；从发病机制来看，目前认为在免疫功能异常、皮肤屏障功能障碍等基础上，多种内外因素共同作用的结果，如变态反应机制、非变态反应机制、微生物侵袭、超抗原作用等。

　　湿疹临床表现可以分为急性、亚急性和慢性三期。急性期主要表现为红斑、丘疹、丘疱疹、水疱、糜烂、渗出、结痂，病变中心往往较重，逐渐向外围蔓延，边界不清；亚急性期红肿和渗出减轻，皮损以小丘疹、糜烂、鳞屑为主；慢性期主要表现为粗糙肥厚、苔藓样变、可覆有少量鳞屑，皮损较为局限。手足部湿疹可伴有甲损害。皮损常表现为对称分布，易复发，伴有剧烈瘙痒。

　　湿疹患者血常规检查可有嗜酸性粒细胞增多、血清嗜酸性粒细胞阳离子蛋白增高、部分患者血清 IgE 升高，另外变应原检查可帮助查找可能的致敏原，斑贴试验有助于诊断接触性皮炎，真菌检查可鉴别浅部真菌病，疥虫检查有助于排除疥疮，血清免疫球蛋白检查可帮助鉴别具有皮炎湿疹表现的先天性疾病，细菌培养有助于诊断继发细菌感染，必要时可结合皮肤组织病理学检查。

　　湿疹的诊断主要依据病史、临床表现，结合必要的实验室检查或组织病理学检查。尚有特殊类型的湿疹，需依据其特殊的临床特点诊断，如乏脂性湿疹、自身敏感性湿疹、钱币状湿疹、局限型湿疹、泛发性湿疹等；非特异者可根据临床部位进行诊断，如手部湿疹、小腿湿疹、肛周湿疹、阴囊湿疹、乳房湿疹、耳湿疹等。

治疗上以控制症状、减少复发、提高生活质量为目的，常用炉甘石洗剂、硼酸溶液、糖皮质激素软膏、新型免疫调节剂、止痒剂等外用制剂，病情严重者合用口服抗组胺药、抗生素、免疫抑制剂，紫外线疗法等。

中医称本病为"湿疮"、"浸淫疮"、"血风疮"、"四弯风"等，早在《素问·玉机真藏论篇》中就有"浸淫"二字的记载，汉代张仲景在《金匮要略·疮痈肠痈浸淫病脉证并治》中有了浸淫疮症状和治法。

一、中医病因病机分析及常见证型

中医认为湿疹的发病是以先天禀赋不足，禀性不耐，饮食失节，如进食腥发海味、奶蛋类及辛辣之品，脾胃受损，失其健运，湿热内生，又兼外受风邪，内外合邪，浸淫肌肤而发病，反复发作，缠绵不愈，久而耗伤阴血，血虚风燥，肌肤失养。

本病发展过程中各阶段症状表现各不相同，其病机亦有不同。（1）湿热浸淫：起病之初，风湿热之邪客于肌肤，脾失健运生湿化热，导致湿热蕴结于内，熏蒸于肌肤而见皮肤潮红灼热，红斑肆起，瘙痒无度，湿邪浸淫而见水疱流滋，邪正交争而见身热，热伤津液，扰乱神明而见心烦口渴，便干溲赤。（2）脾虚湿蕴：脾胃素虚，运化不及，湿自内生，随病情进展，湿盛而难于速解，与热邪相互搏结，蕴蒸肌肤，湿性缠绵，病情时轻时重，轻时皮肤干燥，少有鳞屑，重时红斑水疱流滋复现，瘙痒剧烈；脾虚气血运化不及，其华不荣，故面色苍白无华；脾不升清，神疲乏力；湿伤脾胃，气机运行失常，可见纳少腹胀；湿浊下注大肠而见便溏。（3）血虚风燥：本病后期，反复发作，风湿热伤阴耗血，瘀阻经络，血不营肤，可见皮肤色暗或色沉；血虚生风化燥，气阴两虚，肤失濡养而见粗糙肥厚，苔藓样变；内风作祟，瘙痒无度；瘀血内停则口干不欲饮，气机失调可见腹胀，脾失健运可见纳呆。

湿疹的常见证型主要有风湿蕴肤证、湿热浸淫证、脾虚湿蕴证及血虚风燥证。风湿蕴肤证及湿热浸淫证多属急性期、亚急性期，责之于心、脾；脾虚湿蕴证及血虚风燥证多属慢性期，责之于肝、脾。病变之初以邪实为主，随病情发展虚实夹杂，后期以正虚为主。

二、辨证选择中成药

湿疹的治疗，应本着标本兼顾，内外并治的整体与局部相结合的原则。既重视湿热的表现，又重视脾失健运的根本病机，在治法运用上，急则治其标，待湿热消退之后，则健脾助运以治其本，对急性、泛发性湿疹应予以中西医结合治疗，待病情缓解后再行中药调理，巩固疗效。急性、亚急性湿疹的常用治疗方法有：辛凉散风、清热解毒、祛风利湿、清热凉血等；治疗慢性湿疹的常用方法有：益气健脾、养血润燥、滋阴除湿止痒、化瘀通络、养阴清热等。

1. 风湿蕴肤证

【临床表现】 疏松或密集性丘疹，干燥脱屑，状如糠秕，遇风加重，自觉燥痒不适，伴有口干唇燥，咽痒，目赤，大便秘结；舌质红，苔少或微干，脉洪浮数。

【辨证要点】疏松或密集性丘疹，干燥脱屑，燥痒不适，伴有口干唇燥，咽痒，大便秘结。

【病机简析】风为百病之长，能兼五气，兼湿曰风湿。腠理不密，风湿为病，蕴于肌肤，皮肤营卫失调则为皮肤丘疹、干燥脱屑，风性善行而数变则燥痒难忍；风为阳邪，易伤津液，出现口干唇燥；风湿化热出现目赤、大便秘结等；舌质红、苔少或微干，脉洪浮数为风湿外袭之象。

【治法】祛风除湿止痒。

【辨证选药】内服可选用消风止痒颗粒、荨麻疹丸、肤痒冲剂等，外用可选肤疾洗剂、皮肤康洗液、湿疹散、创灼膏等。

此类中成药多以荆芥、防风、蝉蜕、牛蒡子、白术、苍术、茯苓、生地、生石膏、川芎、当归、苦参、地肤子、蛇床子、马齿苋等药物组成，可发挥祛风除湿，杀虫止痒之功。

2. 湿热浸淫证

【临床表现】发病急，皮损面积大，色红灼热，丘疱疹密集，水疱，抓破后糜烂，渗液流滋，浸淫成片，瘙痒剧烈；伴身热不扬，腹胀便溏，小便黄；舌质红，苔黄腻，脉滑数。

【辨证要点】皮损面积大，色红灼热，渗液流滋，身热不扬，腹胀大便溏或黏滞不爽。

【病机简析】湿热为病多见于急性湿疹，湿邪侵犯人体，常先困脾，脾阳不振，水湿内停，与热邪相互搏结，内不得疏泄、外不得透达，发为皮肤色红灼热，丘疱疹密集，水疱，抓破后糜烂，渗液流滋，浸淫成片，瘙痒剧烈；湿热为病可见身热不扬；脾土受困，运化失司，加之湿性黏滞，故见腹胀便溏，小便黄；舌质红，苔黄腻，脉滑数为湿热内蕴之象。

【治法】清热利湿，凉血止痒。

【辨证选药】内服可选用龙胆泻肝丸（片、颗粒、口服液）、皮肤病血毒丸、当归苦参丸、凉血祛风糖浆、四妙丸等，外用可选热痱搽剂、青蛤散、湿疹散等。

此类中成药常选用龙胆草、黄芩、生石膏、金银花、连翘等清热解毒；丹皮、赤芍、水牛角、生地、紫草、白茅根等清热凉血；车前草、泽泻、滑石、苍术、白术、茯苓等利水渗湿。此种配伍一方面清湿热祛邪，另一方面健脾利湿扶正，标本兼顾。

3. 脾虚湿蕴证

【临床表现】发病较慢，皮损干燥，覆有鳞屑，或有潮红、丘疹、水疱、抓后糜烂渗出，久病不愈，反复发作，自觉瘙痒，时轻时重；伴有面色苍白，神疲乏力，饮食减少，腹胀便溏；舌淡而胖，苔白或腻，脉濡缓。

【辨证要点】皮损干燥，覆有鳞屑，或有潮红、丘疹、水疱、抓后糜烂渗出，反复发作，伴有神疲乏力，腹胀便溏。

【病机简析】素体禀赋不耐或饮食失节，过食肥甘，脾胃受损，湿自内生，郁而化热蕴于肌肤出现皮肤潮红、丘疹、水疱、抓后糜烂渗出；脾胃虚弱，气血生化乏源，故面色苍白无华，神疲乏力，饮食减少，腹胀便溏；且病久耗伤阴血，肌肤失养而见皮肤干燥、脱屑；舌淡而胖，苔白或腻，脉濡缓为脾虚湿蕴之象。

【治法】健脾助运，渗利水湿。

【辨证选药】内服可选用四君子丸（颗粒）、参苓白术散（丸、胶囊、口服液）、八珍丸（颗粒、胶囊）等，外用可选青鹏膏剂、肤疾洗剂、皮肤康洗液、马应龙麝香痔疮膏等。

此类中成药多以人参、茯苓、白术等健脾益气；当归、白芍等养血润肤，诸药合用，健脾运，利水湿，疮疹渐消。

4. 血虚风燥证

【临床表现】 患病日久，皮损色暗或色素沉着，或粗糙肥厚、浸润，瘙痒剧烈，可见抓痕、血痂；伴口干不欲饮，纳差腹胀；舌淡苔白，脉细弦。

【辨证要点】 皮损色暗，粗糙肥厚，瘙痒剧烈，口干，纳呆腹胀。

【病机简析】 病情迁延日久，脾虚加之伤阴耗血，阴血亏虚，生风化燥，皮肤干燥、肥厚，瘙痒剧烈；脾虚失运则纳呆腹胀，舌淡苔白；病久气血运行不畅，而见皮损色暗或色素沉着；瘀血内停还可见口干不欲饮；脉细弦亦为血虚风燥之象。

【治法】 滋阴养血，润燥止痒。

【辨证选药】 内服选用湿毒清胶囊（片）、润燥止痒胶囊、四物合剂（颗粒）、当归补血丸等，外用可选冰黄肤乐软膏、黑豆馏油软膏、康肤酊等。

此类中成药多选用当归、熟地、赤芍、白芍、何首乌等养血润燥；以秦艽、蝉蜕、防风等祛风除湿；以白术、茯苓、薏仁等健脾利湿，共奏滋阴养血润燥之功。

三、用药注意

临床选药必须以辨证论治的思想为指导，针对不同证型，选择与其相对证的药物，治疗过程中应当嘱急性湿疹患者忌用热水烫洗，忌用肥皂等刺激物清洗患处；避免搔抓，防止感染；忌食辛辣、鱼虾、牛肉、羊肉等发物及香菜、韭菜、芹菜、姜、葱等辛香之品；儿童患者急性湿疹或慢性湿疹急性发作期间，暂缓预防注射各种疫苗等。药品贮藏宜得当，存于阴凉干燥处，药品性状发生改变时禁止服用。药品必须妥善保管，放在儿童不能接触的地方，以防发生意外。儿童若需用药，务请咨询医生，并必须在成人的监护下使用。对于具体药品的饮食禁忌、配伍禁忌、妊娠禁忌、证候禁忌、病证禁忌、特殊体质禁忌、特殊人群禁忌等，各药品具体内容中均有详细介绍，用药前务必仔细阅读。

附一

常用治疗湿疹的中成药药品介绍

（一）风湿蕴肤证常用中成药品种

消风止痒颗粒

【处方】 防风、蝉蜕、地骨皮、苍术（炒）、亚麻子、当归、地黄、木通、荆芥、石膏、甘草。

【功能与主治】 消风清热，除湿止痒。主治丘疹样荨麻疹，也用于湿疹、皮肤瘙痒症。

【用法与用量】 口服。1岁以内，一日1袋；1～4岁，一日2袋；5～9岁，一日3袋；10～14岁，一日4袋；15岁以上，一日6袋，分2～3次服用；或遵医嘱。

【注意事项】 服药期间忌食鲜鱼海腥、葱蒜辛辣等物。若有胃痛或腹泻，可暂停服药。

【规格】每袋装 15g。

【贮藏】密闭，防潮。

【药理毒理】动物实验观察到消风止痒颗粒具有抗过敏、止痒作用，其机理可能与降低模型动物血清 IL-2 活性有关[1]。

【参考文献】

[1] 韩莉，李红梅，王平，等 . 消风止痒颗粒抗过敏止痒作用的实验研究 [J]. 齐鲁药事，2010，29（9）：560-562.

荨麻疹丸

【处方】白芷、防风、白鲜皮、薄荷、川芎、三棵针、赤芍、威灵仙、土茯苓、荆芥、亚麻子、黄芩、升麻、苦参、红花、何首乌、蒺藜（炒）、菊花、当归。

【功能与主治】清热祛风，除湿止痒。用于风、湿、热而致的荨麻疹、湿疹、皮肤瘙痒等症。

【用法与用量】口服。一次 10g，一日 2 次。

【规格】每袋重 10g。

【贮藏】密闭，防潮。

肤痒冲剂

【处方】苍耳子（炒、去刺）、川芎、红花、白英、地肤子。

【功能与主治】祛风活血，除湿止痒。用于皮肤瘙痒症、湿疹、荨麻疹等瘙痒性皮肤病。

【用法与用量】开水冲服。一次 9 ~ 18g ，一日 3 次。

【注意事项】消化道溃疡病患者慎用。

【规格】每袋装 9g。

【贮藏】 密封。

肤疾洗剂

【处方】 苦参、百部、花椒、白鲜皮、硼砂、雄黄。

【功能与主治】 解毒杀虫，止痒收敛，活血祛瘀。用于疥疮，湿疹，脂溢性皮炎，瘙痒性皮肤病，花斑癣。

【用法与用量】 外用，用温水将患部洗净，使用前将所附的小袋雄黄颗粒加入药液中摇匀，取出部分药液，按 1∶150 的比例用温水稀释，外搽或外洗患部，早晚各一次，用量可按患部面积大小而定；或遵医嘱。

【注意事项】 本品仅供外用，切忌入口。

【规格】 每瓶装 100ml，另附的小袋装雄黄 8.3g。

【贮藏】 密封，避光，置阴凉处。

皮肤康洗液

【处方】 金银花、蒲公英、马齿苋、土茯苓、蛇床子、白鲜皮、赤芍、地榆、大黄、甘草。

【功能与主治】 清热解毒，除湿止痒。用于湿热蕴阻肌肤所致的湿疮、阴痒，症见皮肤红斑、丘疹、水疱、糜烂、瘙痒，或白带量多、阴部瘙痒；急性湿疹、阴道炎见上述证候者。

【用法与用量】 急性湿疹：一次适量，外搽皮损处，有糜烂面者可稀释 5 倍后湿敷，一日 2 次。

【注意事项】

1. 阴性疮疡禁用。

2. 皮肤干燥、肥厚伴有裂口者不宜使用。

3．孕妇慎用。

4．月经期、患有重度宫颈糜烂者禁用。

5．用药部位出现烧灼感、瘙痒、红肿时应立即停用，并用清水洗净。

【规格】每瓶装 50ml。

【贮藏】密封。

【药理毒理】本品对皮肤浅部真菌生长具有一定的抑制作用[1]。

【参考文献】

[1] 项裕财．盐酸特比萘芬乳膏和皮肤康洗液治疗人及家兔体癣实验观察 [J]．包头医学院学报，2012，28（3）：15．

湿疹散

【处方】蛇床子、马齿苋、侧柏叶、芙蓉叶、炉甘石（制）、陈小麦粉（炒黄）、珍珠母（煅）、大黄、甘草、黄柏、枯矾、冰片、苦参。

【功能与主治】清热解毒，祛风止痒，收湿敛疮。用于急、慢性湿疹，脓疱疮等，对下肢溃疡等皮肤病亦具有一定疗效。

【用法与用量】取少许外敷患处。

【规格】每袋装 30g。

【贮藏】密封。

创灼膏

【处方】石膏（煅）、炉甘石（煅）、甘石膏粉、冰片、白及。

【功能与主治】清热解毒，消肿止痛，去腐生肌。用于烧伤、冻疮、褥疮、外伤、手术后创口感染、慢性湿疹及常见疮疖。

【用法与用量】外用。涂敷患处，如分泌物较多，一日换药 1 次；分泌物较少，2～3 日换药 1 次。

【注意事项】

1．溃疡阴证者禁用。

2．肿疡未溃者禁用。

3．忌食辛辣、油腻、海鲜等食品。

4．本品为外用药，不可内服。

【规格】每支装 35g。

【贮藏】密封。

【药理毒理】本品具有抗感染、促进上皮细胞生长的作用[1]。

【参考文献】

[1] 侯霞，卢珠倩，吴丽梅 . 创灼膏与 rhEGF 促进褥疮创面修复的研究 [J]. 中国医药导报，2007，4（9）：58.

（二）湿热浸淫证常用中成药品种

龙胆泻肝丸（片、颗粒、口服液）

【处方】龙胆、柴胡、黄芩、栀子（炒）、泽泻、木通、车前子（盐炒）、当归（酒炒）、地黄、甘草（蜜炙）。

【功能与主治】清肝胆，利湿热。用于肝胆湿热所致的头晕目赤、耳鸣耳聋、耳部疼痛、胁痛口苦。

【用法与用量】

丸剂：口服。一次 8 丸，一日 2 次。

片剂：口服。一次 4～6 片，一日 2～3 次。

颗粒剂：开水冲服。一次 1 袋，一日 2 次。

口服液：口服。一次 1 支，一日 3 次。

【注意事项】

1. 孕妇，年老体弱，大便溏软者慎用。

2. 忌食辛辣刺激性食物。

3. 服本药时不宜同时服滋补性中成药。

4. 有高血压、心律失常、心脏病、肝病、肾病、糖尿病等慢性病严重者，以及正在接受其他治疗的患者，应在医师指导下服用。

5. 服药 3 天后症状未改善，或出现其他严重症状时，应停药，并去医院就诊。

【规格】

丸剂：浓缩丸，每 100 粒重 6g。

片剂：每片重 0.3g。

颗粒剂：每袋装 6g。

口服液：每支装 10ml。

【贮藏】 密闭，防潮。

【药理毒理】 本品具有抗炎、镇痛、保肝利胆、免疫调节及抗病毒抑菌作用。

·**抗炎作用** 有研究使用龙胆泻肝胶囊通过对巴豆油致小鼠耳郭肿胀实验、角叉菜胶致大鼠足肿胀实验发现，该方能降低小鼠耳郭肿胀度和大鼠足趾肿胀度，对抑制小鼠耳郭及大鼠足肿胀有显著效果[1]；还有研究发现龙胆泻肝汤能明显降低小鼠腹腔毛细血管通透性[2]。

· **镇痛作用**　有研究分别用小鼠扭体法和热板法探索龙胆泻肝汤的镇痛作用，结果证明龙胆泻肝汤能明显减少小鼠的扭体反应数，显著延长给药后（热板法）1、2h 小鼠疼痛反应的潜伏期[3]。

· **保肝利胆作用**　有研龙胆泻肝汤对四氯化碳（CCl_4）所致急性肝损伤大鼠的靛氰绿（ICG）肝清除率的影响，发现该方能明显抑制 CCl_4 所致大鼠血清中天冬氨酸转氨酶（ALT）及丙氨酸转氨酶（AST）含量的升高，改善肝脏组织病理，对抗 CCl_4 所致肝血流量下降和肝清除率下降[4]；其他实验研究发现，运用龙胆泻肝颗粒十二指肠给药可明显增加大鼠的胆汁分泌量，验证了本药颗粒剂有显著的利胆作用[5]。有学者使用制造阻塞性黄疸大鼠模型的方法，结果表明中药复方龙胆泻肝丸可保护肝脏，对抗阻塞性黄疸所致肝清除率和肝血流量下降，改善肝脏血流动力学[6]。

· **免疫调节作用**　龙胆泻肝汤可提高动物血清溶菌酶含量、溶血素抗体的含量和 T 淋巴细胞的转化率，而且有随剂量加大作用相应提高的量效关系。显示本方有增强机体的非特异性免疫，提高细胞免疫和体液免疫的作用[7]。

· **抗病毒抑菌作用**　有学者使用本方在体外对疱疹病毒的抗病毒实验，发现该方随着药物浓度的增加，抗病毒活性亦增强，有良好的线性关系，对病毒所致的特征性细胞病变的抑制程度亦具有相关性[8]。日本研究发现，在大鼠子宫内接种大肠杆菌、脆弱拟杆菌悬液使子宫积脓的模型试验中，发现本方能明显降低人工感染大鼠子宫中大肠杆菌、脆弱拟杆菌的数量[9]。

【参考文献】

[1] 潘经媛，邱银生，朱式欧，等.龙胆泻肝胶囊的抗炎、免

疫调节作用 [J]. 时珍国医国药，2006，17（8）：1471-1473.

[2] 武梅芳，楚立，张建平. 龙胆泻肝汤的药理及毒理学实验研究 [J]. 河北中医学院学报，1996，11（1）：1-3.

[3] 蒲维娅. 龙胆泻肝汤对小鼠的镇痛作用 [J]. 时珍国医国药，2004，15（7）：389-340.

[4] 石红，周琰，何士彦. 龙胆泻肝汤对四氯化碳肝损伤大鼠肝脏转运功能的影响 [J]. 辽宁中医杂志，2006，33（8）：1041-1042.

[5] 严尚学，朱成举，黄德武. 龙胆泻肝颗粒的保肝利胆作用研究 [J]. 安徽医科大学学报，2005，40（4）：327-329.

[6] 张建平，周琰，王林. 龙胆泻肝丸对阻塞性黄疸大鼠肝脏转运功能的影响 [J]. 中成药，2007，29（7）：979-980.

[7] 章健，赵黎，南淑玲，等. 龙胆泻肝汤对正常动物免疫功能的影响 [J]. 中国中医基础医学杂志，2007，13（9）：673-674.

[8] 矫健，戴向东，陈华元，等. 疱疹口服液药效学实验研究 [J]. 实用中医药杂志，2003，19（7）：339-342.

[9] Hiroshige M，kyoko K，koji L，et al. Therapeutic effects of herbal medicine（Juzen-taiho-to and ryutan-shakan-to）in a rat intrauterine infection（pyometra）model[J]. current therapeutic research，1997，58（7）：454-458.

皮肤病血毒丸

【处方】金银花、连翘、忍冬藤、苦地丁、天葵子、土贝母、土茯苓、白鲜皮、地肤子、黄柏、赤茯苓、当归、白芍、熟地黄、鸡血藤、地黄、牡丹皮、白茅根、紫草、紫荆皮、赤芍、益母草、茜草、川芎（酒炙）、桃仁、红花、蛇蜕（酒炙）、防风、蝉蜕、牛蒡子（炒）、苍耳子（炒）、浮萍、荆芥穗（炭）、苦杏仁（去皮炒）、桔梗、白芷、皂角刺、大黄（酒炒）、甘草。

【功能与主治】清热利湿解毒，凉血活血散瘀。用于血热风盛、湿毒瘀结所致的瘾疹、湿疮、粉刺酒皶、疖肿，症见皮肤风团，丘疹，皮肤红赤，肿痛，瘙痒，大便干燥。

【用法与用量】口服。一次 20 粒，一日 2 次。

【注意事项】

1．风寒证或肺脾气虚证荨麻疹不宜使用。

2．孕妇禁服。

3．月经期或哺乳期慎用。

4．忌食鱼、虾、油腻食品；忌酒、辛辣刺激食物。

【规格】每 100 粒重 18g。

【贮藏】密封。

【药理毒理】皮肤病血毒丸经动物实验证实有抗炎、止痒及抗感染的作用。

·**抗炎作用**　皮肤病血毒丸经动物试验证明 2.4g/Kg 剂量连续 5 天灌胃能明显抑制巴豆油引起的小鼠耳肿胀；0.6、1.2、2.4g/Kg 能显著抑制角叉菜胶所致的大鼠足肿胀；0.6、1.2、2.4g/Kg 能明显缩短正常小鼠的排便时间增加小鼠的排便粒数，对燥结失水型小鼠的通便作用不明显。

·**止痒作用**　对磷酸组织胺所致豚鼠局部瘙痒有明显的抑制作用。

·**抗感染作用**　3.6g/Kg 剂量组对金黄色葡萄球菌引起的小鼠体内感染具有一定作用[1]。

【参考文献】

[1] 闫晓东，高玉刚．皮肤病血毒丸药理作用实验报告 [J]．首都医药，1998，5（11）：24-25．

当归苦参丸

【处方】 当归、苦参。

【功能与主治】 凉血，祛湿。用于血燥湿热引起的头面生疮，粉刺疙瘩，湿疹刺痒，酒槽鼻赤。

【用法与用量】 口服。一次 1 丸，一日 2 次。

【注意事项】

1．忌食烟酒、辛辣食物。

2．切忌用手挤压患处。

3．本病为慢性过程，短期服用效果不显，一般连续服药至少应在 4 周以上。

4．如有多量脓肿、囊肿、脓疱等严重者应去医院就诊。

【规格】 每丸重 9g。

【贮藏】 密封。

凉血祛风糖浆

【处方】 地黄、牛蒡子、升麻、石膏、白芍、甘草、金银花、知母、玄参、白茅根、防风、荆芥油。

【功能与主治】 清热解毒，凉血祛风。用于荨麻疹、湿疹、药物性皮炎、牛皮癣等病见血热风盛证候者。

【用法与用量】 口服。一次 40ml，一日 3 次。

【规格】 每瓶装 120ml。

【贮藏】密封，置阴凉干燥处。

四妙丸

【处方】苍术、牛膝、黄柏（盐炒）、薏苡仁。

【功能与主治】清热利湿。用于湿热下注，足膝红肿，筋骨疼痛。

【用法与用量】口服。一次 6g，一日 2 次。

【规格】每 15 粒重 1g。

【贮藏】密封，防潮。

热痱搽剂

【处方】炉甘石、氧化锌、薄荷脑、乙醇、甘油。

【功能与主治】护肤止痒。用于急性湿疹、痱子。

【用法与用量】外用，用时摇匀，涂擦患处。

【注意事项】

1．本品为外用药，禁止内服。

2．忌食辛辣、油腻食物。

3．切勿接触眼睛、口腔等黏膜处。皮肤破溃处禁用。

4．患处忌同时使用油脂类物质及护肤品。

5．偶有沉淀摇匀即可。

6．皮损如有脓疱出现时，应到医院就诊。

7．本品不宜长期或大面积使用，用药 3 天症状无缓解，应去医院就诊。

8．对本品及酒精过敏者禁用，过敏体质者慎用。

【规格】每瓶装 100ml。

【贮藏】密封，避光，置阴凉处。

青蛤散

【处方】黄柏、青黛、蛤壳（煅）、石膏（煅）、轻粉。

【功能与主治】清热解毒，燥湿杀虫。用于湿热毒邪浸淫肌肤所致的湿疮、黄水疮，症见皮肤红斑、丘疹、疱疹、糜烂湿润，或脓疱、脓痂。

【用法与用量】外用。花椒油调匀涂抹患处。

【注意事项】

1．涂用后局部发红、瘙痒、灼热、损害面积扩大，应即刻停药、洗净。

2．本品含轻粉有大毒，不可长期或过量或大面积使用。

3．本品为外用剂，不可内服，切忌入眼。

【规格】每袋装 15g。

【贮藏】密封。

湿疹散

参见本病"风湿蕴肤证常用中成药品种"。

（三）脾虚湿蕴正常用中成药品种

四君子丸（颗粒）

【处方】党参、白术（炒）、茯苓、炙甘草。

【功能与主治】益气健脾。用于脾胃气虚，胃纳不佳，食少便溏。

【用法用量】

丸剂：口服。一次 3 ~ 6g，一日 3 次。

颗粒剂：开水冲服。一次 15g，一日 3 次。

【注意事项】

1．忌食生冷、油腻、不易消化食物。

2．感冒发热患者不宜服用。

3．有高血压、心脏病、肝病、糖尿病、肾病等慢性病严重者应在医师指导下服用。

4．不适用于脾胃阴虚，主要表现为口干、舌少津、大便干者。

5．不适用于急躁易怒，脘胁作胀，嗳气者。

6．不适用于急性肠炎，主要表现腹痛，水样大便频繁。

7．糖尿病患者慎用。

【规格】

丸剂：水丸，每丸重 3g。

颗粒剂：每袋装 15g。

【贮藏】密封。

【药理毒理】本品具有抗氧化、调节胃肠功能、免疫调节及抗肿瘤作用。

·抗氧化作用　有研究对小鼠衰老模型予四君子汤灌胃，研究结果发现四君子汤能改善 D- 半乳糖诱导的亚急性衰老小鼠的 SOD 活性明显下降，影响脑、胸腺和脾的指数，提高实验动物提高血清 SOD 和 GSH-Px 活性，降低 MDA 含量[1]。

·调节胃肠道的作用　四君子汤具有促进消化吸收，调节胃肠活动和胃肠激素、抗胃肠黏膜损伤、改善肠道黏膜免疫功能的药理作用[2]。

·**免疫调节作用** 实验研究证实本品能显著地促进气虚小鼠胸腺结构恢复正常，能纠正免疫抑制剂地塞米松或环磷酰胺所致的小鼠免疫抑制能明显增强，照射受损大鼠的迟发超敏反应，显著提高血清总补体活性和血清溶菌酶含量，显示出对放射线损伤大鼠的非特异性及特异性免疫功能的保护和补益作用[3]。

·**抗肿瘤作用** 有研究应用本品对动物移植性肿瘤进行干预，结果表明，四君子汤具有明显的抗肿瘤作用[4]。

【参考文献】

[1] 李海波，李斌. 四君子汤抗衰老的药理作用研究 [J]. 辽宁中医药大学学报，2006，8（5）：49-50.

[2] 叶富强，陈蔚文. 四君子汤对胃肠道作用的药理研究 [J]. 时珍国医国药，2005，16（1）：73-74.

[3] 李行利. 四君子汤研究进展 [J]. 中成药，1992，14（7）：41.

[4] 邱春健. 四君子汤的药理研究及临床应用 [J]. 中成药，1997，19（11）：46.

参苓白术散（丸、胶囊、口服液）

【处方】 人参、茯苓、白术（炒）、山药、白扁豆、莲子、薏苡仁（炒）、砂仁、桔梗、甘草。

【功能与主治】 补脾胃，益肺气。用于脾胃虚弱，食少便溏，气短咳嗽，肢倦乏力。

【用法用量】

散剂：口服。一次6～9g，一日2～3次。

丸剂：口服。一次6～9g，一日2～3次。

胶囊：口服。一次 3 粒，一日 3 次。

口服液：口服。一次 1 支，一日 2～3 次。

【注意事项】

1．泄泻兼有大便不通畅，肛门有下坠感者忌服。

2．服本药时不宜同时服用藜芦、五灵脂、皂荚或其制剂。

3．不宜喝茶和吃萝卜以免影响药效。

4．不宜和感冒类药同时服用。

5．高血压、心脏病、肾脏病、糖尿病严重患者及孕妇应在医师指导下服用。

6．本品宜饭前服用或进食同时服。

7．按照用法用量服用，小儿应在医师指导下服用。

【规格】

散剂：每袋装 6g。

丸剂：水丸，每袋装 6g。

胶囊：每粒装 0.5g。

口服液：每支装 10ml。

【贮藏】 密封，防潮。

【药理毒理】 本品可以明显抑制胃肠运动，降低 SP、VIP 蛋白表达[1]；对脾虚小鼠具有肠道菌群调整及促进损伤肠组织恢复的作用[2]。

【参考文献】

[1] 万国靖，张守堂，车丽萍．参苓白术散对腹泻小鼠胃肠运动功能的影响及机制探讨 [J]．山东医药，2012，52（48）：48-50.

[2] 杨旭东，张杰，王崴．参苓白术散对脾虚小鼠肠保护作用及其机制的研究 [J]．牡丹江医学院学报，2009，30（5）：10-11.

八珍丸（颗粒、胶囊）

【处方】党参、炒白术、茯苓、甘草、当归、白芍、川芎、熟地黄。

【功能与主治】补气益血。用于气血两虚，面色萎黄，食欲不振，四肢乏力，月经过多。

【用法与用量】

丸剂：口服。规格（1）大蜜丸，一次1丸，一日2次；规格（2）、（4）浓缩丸，一次8丸，一日3次；规格（3）水蜜丸，一次6g，一日2次。

颗粒剂：开水冲服。规格（1）、（2）一次1袋，一日2次。

胶囊：口服。一次3粒，一日2次。

【注意事项】

1．过敏体质者慎用。

2．孕妇慎用。

3．感冒者慎用，以免表邪不解。

4．按用法用量服用，高血压患者及年老体虚患者应在医生指导下服用。

5．服药期间出现食欲不振，恶心呕吐，腹胀便溏者，应去医院就诊。

6．服本药时不宜同时服用藜芦或其制剂。

7．本品为气血双补之药，性质较黏腻，有碍消化，故咳嗽痰多，脘腹胀痛，纳食不消，腹胀便溏者忌服。

8．儿童、年老体弱者应在医师指导下服用。

9．对本品过敏者禁用，过敏体质者慎用。

10.服药期间，改变不良饮食习惯，忌饮烈酒、浓茶、咖啡，忌食油腻、辛辣刺激食物，并戒烟。

11.服药期间，要舒畅情志，忌忧思恼怒，防忧郁，以免加重病情。

【规格】

丸剂：（1）每丸重9g，（2）每8丸相当于原生药3g，（3）每袋装6g，（4）每瓶装60g。

颗粒剂：每袋装（1）3.5g，（2）8g。

胶囊：每粒装0.4g。

【贮藏】 密封，防潮，避热。

【药理毒理】 本品能增强巨噬细胞吞噬功能，增加小鼠免疫器官重量，表明其有提高自身免疫力的作用[1]。

【参考文献】

[1] 陈光义，金燕辛，赖水招，等.八珍口服液的药效学研究[J]. 首都医药，1999，6（11）：22-24.

青鹏膏剂

【处方】 棘豆、亚大黄、铁棒锤、诃子（去核）、毛诃子、余甘子、安息香、宽筋藤、人工麝香。

【功能与主治】 止痛消肿。用于痛风、湿痹、"冈巴"、"黄水"病等引起的肿痛发烧、疱疹、瘟疠发烧等。

【用法与用量】 外用。取适量涂于患处，一日3～4次。

【注意事项】 运动员慎用。

【规格】 每支装20g。

【贮藏】 密封。

肤疾洗剂

参见本病"风湿蕴肤证常用中成药品种"。

皮肤康洗液

【处方】金银花、蒲公英、马齿苋、土茯苓、蛇床子、白鲜皮、赤芍、地榆、大黄、甘草。

【功能与主治】清热解毒，除湿止痒。用于湿热蕴阻肌肤所致的湿疮、阴痒，症见皮肤红斑、丘疹、水疱、糜烂、瘙痒，或白带量多、阴部瘙痒；急性湿疹、阴道炎见上述证候者。

【用法与用量】急性湿疹：一次适量，外擦皮损处，有糜烂面者可稀释 5 倍后湿敷，一日 2 次。

【注意事项】

1．阴性疮疡禁用。

2．皮肤干燥、肥厚伴有裂口者不宜使用。

3．孕妇慎用。

4．月经期、患有重度宫颈糜烂者禁用。

5．用药部位出现烧灼感、瘙痒、红肿时应立即停用，并用清水洗净。

【不良反应】目前尚未检索到不良反应报道。

【规格】每瓶装 50ml。

【贮藏】密封。

【临床报道】有研究应用本品对 100 例湿疹皮炎患者进行疗效观察，其中急性湿疹 39 例，亚急性、慢性湿疹 41 例，遗传过敏性湿疹 20 例，结果显示，急性湿疹有效率为 76.9%，亚急性、慢性湿疹有效率为 65.9%，遗传过敏性湿疹有效率为 60%[1]；还有研究应用本品对 30 例急性、亚急性湿疹患者进行治疗，愈显率为 76.7%，且无皮肤刺激和过敏反应[2]。

【参考文献】

[1] 乌兰，乌日娜，斯琴. 中药皮肤康洗液治疗湿疹皮炎临床观察 [J]. 内蒙古医学院学报，2004，26（2）：116-117.

[2] 俞宝田，姜国调，晋红中. 皮肤康洗液治疗急性和亚急性湿疹 30 例 [J]. 中国中西医结合杂志，1999，19（8）：499.

马应龙麝香痔疮膏

【处方】 人工麝香、人工牛黄、珍珠、煅炉甘石粉、硼砂、冰片、琥珀。

【功能与主治】 清热燥湿，活血消肿，去腐生肌。用于湿热瘀阻所致的各类痔疮、肛裂，症见大便出血、或疼痛、有下坠感；亦用于肛周湿疹。

【用法与用量】 外用。涂擦患处。

【注意事项】

1．忌食辛辣、油腻、海鲜食品。

2．孕妇慎用。

3．保持大便通畅。

4．本品为外用药，不可内服。

【不良反应】 有文献报道马应龙麝香痔疮膏引起皮肤溃烂 1 例，致月经不调 20 例[1, 2]。

【规格】 每支装 20g。

【贮藏】 密封。

【参考文献】

[1] 王书杰，崔文考，史玉翔．马应龙麝香痔疮膏引起皮肤溃烂 1 例 [J]．人民军医药学专刊，1998，14（4）：248.

[2] 周均，甘露．马应龙麝香痔疮膏致月经不调 20 例分析 [J]．第三军医大学学报，2003，25（11）：983.

（四）血虚风燥证常用中成药品种

湿毒清胶囊（片）

【处方】 地黄、当归、丹参、蝉蜕、苦参、白鲜皮、甘草、黄芩、土茯苓。

【功能与主治】 养血润燥，化湿解毒，祛风止痒。用于皮肤瘙痒症属血虚湿蕴皮肤证者。

【用法与用量】

胶囊：口服。一次 3 ~ 4 粒，一日 3 次。

片剂：口服。一次 3 ~ 4 片，一日 3 次。

【注意事项】

1．忌烟酒、辛辣、油腻及腥发食物。

2．用药期间不宜同时服用温热性药物。

3．儿童、老年、哺乳期患者及患有其它疾病者应在医师指导下服用。

4．因糖尿病、肾病、肝病、肿瘤等疾病引起的皮肤瘙痒，不属本品适应范围。

5．患处不宜用热水洗烫。

【规格】

胶囊：每粒装 0.5g。

片剂：每片重 0.5g。

【贮藏】 密封。

【药理毒理】 本品具有抗瘙痒、抑制血管通透性、抗过敏、抗炎、抗缺氧等药理作用。

·**抗瘙痒**　用右旋糖酐引起小鼠皮肤瘙痒，记录 20min 内每只小鼠瘙痒发作的总次数及持续总时间，结果表明湿毒清胶囊能明显减少右旋糖酐所致小鼠皮肤瘙痒的次数和瘙痒持续时间，并提高组胺的致痒阈[1]。

·**抑制血管通透性**　在大鼠背部 sc 组胺，将其背部皮肤蓝斑剪下，置于生理盐水、丙酮混合液中，24h 后取上清液测 A 值。结果表明湿毒清胶囊对组胺所致毛细血管通透性增加有一定的抑制作用，抑制率达到 40% 左右[1]。

·**抗过敏**　在同种被动皮肤过敏反应试验中，用鸡蛋清生理盐水免疫佐剂百白破疫苗制备大鼠抗卵蛋白血清并引起大鼠皮肤过敏，结果湿毒清胶囊具有明显的抗渗出作用[2]。

·**抗炎**　经实验证明，湿毒清胶囊能明显减弱二甲亚砜和巴豆油引起的小鼠耳郭炎症，因此认为其对过敏性皮炎和接触性皮炎有明显作用[2]。

·**抗缺氧**　应用湿毒清胶囊粉溶于水中给小鼠灌胃，观察动物死亡时间、测氧气消耗量、计算每只小鼠的耗氧率，结果表明湿毒清胶囊能提高小鼠的缺氧耐受[3]。

【参考文献】

[1] 李思明，何俊兵，王辉，等. 湿毒清胶囊化学成分与药理作用研究进展 [J]. 现代药物与临床，2009，24（4）：220-224.

[2] 陈家欢，杨斌，黄志明. 湿毒清胶囊抗皮肤过敏和抗炎作

用的研究 [J]. 广西中医学院学报，1999，16（3）：124-126.

[3] 梁志锋，林军 . 湿毒清胶囊对小鼠缺氧耐受性的影响 [J].
中国现代实用医学杂志，2005，4（3）:25-26.

润燥止痒胶囊

【处方】 何首乌、制何首乌、生地黄、桑叶、苦参、红活麻。

【功能与主治】 养血滋阴，祛风止痒，润肠通便。用于血虚风
燥所致的皮肤瘙痒；热毒蕴肤所致的痤疮肿痛，热结便秘。

【用法与用量】 口服。一次4粒，一日3次，2周为一疗程。

【注意事项】

1．忌烟酒、辛辣、油腻及腥发食物。

2．用药期间不宜同时服用温热性药物。

3．患处不宜用热水洗烫。

4．孕妇慎用，儿童、年老体弱及患有其它疾病者应在医师指
导下服用。

5．因糖尿病、肾病、肝病、肿瘤等疾病引起的皮肤瘙痒，不
属本品适应范围。

6．切忌用手挤压患处，如有多量结节、囊肿、脓疱等应去医
院就诊。

【规格】 每粒装0.5g。

【贮藏】 密封。

【临床报道】 有研究对136例慢性湿疹患者应用润燥止痒胶
囊口服治疗，总有效率41.18%，优于抗组胺药联合哈西奈德乳
膏[1]；亦有研究对50例乏脂性湿疹应用润燥止痒胶囊治疗，有效
率86%，不良反应少[2]。

【参考文献】

[1] 赵泰娟，吉冯伟，孙翠．润燥止痒胶囊治疗慢性湿疹疗效观察 [J]. 中国社区医师，2011，13（272）：177.

[2] 丁蓉．润燥止痒胶囊治疗乏皮脂性湿疹疗效观察 [J]. 浙江中西医结合杂志，2011，21（10）：727-728.

四物合剂（颗粒）

【处方】 当归、川芎、白芍、熟地黄。

【功能与主治】 养血调经。用于血虚所致的面色萎黄、头晕眼花、心悸气短及月经不调。

【用法与用量】

合剂：口服。一次 10 ~ 15ml，一日 3 次。用时摇匀。

颗粒剂：温开水冲服。一次 5g，一日 3 次。

【注意事项】

1．经期忌食生冷饮食。

2．服本药时不宜和感冒药同时服用。

3．有内科疾病，或正在接受其他治疗者，均应在医师指导下服用。

4．一般服药一个月经周期，其症状无改善，应去医院就诊。

5．按照用法用量服用，服药过程中出现不良反应应停药，并向医师咨询。

【规格】

合剂：每支装 10ml。

颗粒剂：每袋装 5g，每盒装 9 袋。

【贮藏】 密封，置阴凉处。

【药理毒理】

·**镇痛和抗炎作用** 四物颗粒和四物合剂对小鼠尾失血所致的血红蛋白和红细胞数降低有明显升高作用，能使大鼠离体子宫的张力降低，并能对抗缩宫素引起的子宫痉挛性收缩，对小鼠热板和醋酸致痛均有镇痛作用，对二甲苯所致小鼠耳郭炎症有一定的抑制作用[1]。

【参考文献】

[1] 秦红鸣，付晓春，方国璋，等.四物颗粒和四物合剂的药效学研究 [J].中药药理与临床，2002，18（1）：3-4.

当归补血丸

【处方】 当归、黄芪。

【功能与主治】 补养气血。用于身体虚弱，气血两亏。

【用法与用量】 口服。一次 1 丸，一日 2 次。

【注意事项】

1．忌油腻食物。

2．高血压患者慎用。

3．本品宜饭前服用。

4．月经提前量多，色深红或经前、经期腹痛拒按，乳房胀痛者不宜服用。

5．按照用法用量服用，小儿及孕妇应在医师指导下服用。

【规格】 每丸重 9g。

【贮藏】 密封，防潮。

冰黄肤乐软膏

【处方】 大黄、姜黄、硫黄、黄芩、薄荷脑。

【功能与主治】 清热燥湿，活血祛风，止痒消炎。用于湿热蕴结或血热风燥引起的皮肤瘙痒；神经性皮炎、湿疹、足癣及银屑病等瘙痒性皮肤病见上述证候者。

【用法与用量】 外用，涂搽患处。一日3次。

【注意事项】 治疗期间忌酒等辛辣发物。

【规格】 每支装15g。

【贮藏】 密封，置阴凉处。

【药理毒理】

· **抑菌杀菌作用** 本品体外试验对皮肤癣菌的三个属的代表株及临床株，即红色毛癣菌、石膏样毛癣菌临床株与红色毛癣菌、絮状表皮癣菌、石膏样小孢子菌标准株均有较强的抑菌和杀菌作用，用液体连续稀释法和固体连续稀释法及活菌计数法测定本品的最小抑菌浓度及杀菌时间，仅50%原药浓度的药液在60min内即可将上述癣苗全部杀死。

· **止痒作用** 本品能明显提高致痒阈，具有显著的止痒作用。止痒试验分对照组和本品大剂量组、小剂量组，以磷酸组织胺总量为致痒阈，本品大、小剂量组与对照组比较有非常显著性差异（$P < 0.01$），证明本品止痒作用显著。[1]

【参考文献】

[1] 莫正纪，牟家琬，李明远，等. 冰黄肤乐软膏抗皮肤癣菌活性及止痒作用研究 [J]. 中成药，2000，22（3）：220-222.

黑豆馏油软膏

【处方】 黑豆馏油、桉油、氧化锌、冰片。

【功能与主治】 消炎，收敛，止痒，使角质再生。用于神经性皮炎，亚急性、慢性皮炎及慢性湿疹等。

【用法与用量】外用，取适量涂抹于患处。一日1～2次。

【药理作用】具有止痒、消炎、收敛、防腐作用。低浓度（3%～5%）具有促使角质新生的作用；高浓度（20%～30%）有促使角质剥脱的作用。

【注意事项】

1．本品为外用药，不得接触眼及黏膜部，涂药部位应避免日光照射。

2．对本品过敏者禁用。

3．皮肤有破溃、糜烂流水或化脓者不得使用；不宜长时间、大面积使用。

4．本品有特殊气味（烟油味）和颜色（灰黑色），易污染衣、被，使用时应予注意。

5．连续使用1周后，皮损无变化，应向医师咨询。

6．涂药部位出现灼热感、瘙痒、红肿等应停止使用，洗净，必要时向医师咨询。

7．涂用本品时，不宜同时使用有光敏作用的药物。

8．偶见刺激反应，或光照致敏反应。

9．儿童必须在成人的监护下使用。

【规格】每支装12g。

【贮藏】密封，置阴凉处。

康肤酊

【处方】百部、辣蓼、薄荷脑。

【功能与主治】润肤止痒，杀虫去臭。用于各种皮肤瘙痒、湿疹、神经性皮炎等皮肤瘙痒症。

【用法与用量】外用，喷于患处。一次适量，一日数次。

【规格】每瓶装 60ml。

【贮藏】密闭，置阴凉处。

附二

治疗湿疹的常用中成药简表

适宜证型	药物名称	功能	主治病证	用法用量	备注
风湿蕴肤证	消风止痒颗粒	消风清热，除湿止痒。	主治丘疹样荨麻疹，也用于湿疹、皮肤瘙痒症。	口服。1岁以内，一日1袋；1～4岁，一日2袋；5～9岁，一日3袋；10～14岁，一日4袋；15岁以上，一日6袋，分2～3次服用；或遵医嘱。	医保
	荨麻疹丸	清热祛风，除湿止痒。	用于风、湿、热而致的荨麻疹、湿疹、皮肤瘙痒等症。	口服。一次10g，一日2次。	
	肤痒冲剂	祛风活血，除湿止痒。	用于皮肤瘙痒症、湿疹、荨麻疹等瘙痒性皮肤病。	开水冲服。一次9～18g，一日3次。	
	肤疾洗剂	解毒杀虫，止痒收敛，活血祛瘀。	用于疥疮，湿疹，脂溢性皮炎，瘙痒性皮肤病，花斑癣。	外用，用温水将患部洗净，使用前将所附的小袋雄黄颗粒加入药液中摇匀，取出部分药液，按1:150的比例用温水稀释，外搽或外洗患部，早晚各一次，用量可按患部面积大小而定；或遵医嘱。	医保

适宜证型	药物名称	功能	主治病证	用法用量	备注
风湿蕴肤证	皮肤康洗液	清热解毒，除湿止痒。	用于湿热蕴阻肌肤所致的湿疮、阴痒，症见皮肤红斑、丘疹、水疱、糜烂、瘙痒，或白带量多、阴部瘙痒；急性湿疹、阴道炎见上述证候者。	急性湿疹：一次适量，外搽皮损处，有糜烂面者可稀释5倍后湿敷，一日2次。	医保
	湿疹散	清热解毒，祛风止痒，收湿敛疮。	用于急、慢性湿疹，脓疱疮等，对下肢溃疡等皮肤病亦具有一定疗效。	取少许外敷患处。	
	创灼膏	清热解毒，消肿止痛，去腐生肌。	用于烧伤、冻疮、褥疮、外伤、手术后创口感染、慢性湿疹及常见疮疖。	外用，涂敷患处。如分泌物较多，一日换药1次；分泌物较少，2～3日换药1次。	
湿热浸淫证	龙胆泻肝丸（片、颗粒、口服液）	清肝胆，利湿热。	用于肝胆湿热所致的头晕目赤、耳鸣耳聋、耳部疼痛、胁痛口苦。	丸剂：口服。一次8丸，一日2次。 片剂：口服。一次4～6片，一日2～3次。 颗粒剂：开水冲服。一次1袋，一日2次。 口服液：口服。一次1支，一日3次。	丸剂：医保
	皮肤病血毒丸	清热利湿解毒，凉血活血散瘀。	用于血热风盛、湿毒瘀结所致的瘾疹、湿疮、粉刺酒皶、疔肿，症见皮肤风团、丘疹，皮肤红赤、肿痛、瘙痒，大便干燥。	口服。一次20粒，一日2次	药典，医保

适宜证型	药物名称	功能	主治病证	用法用量	备注
湿热浸淫证	当归苦参丸	凉血，祛湿。	用于血燥湿热引起的头面生疮，粉刺疙瘩，湿疹刺痒，酒槽鼻赤。	口服。一次 1 丸，一日 2 次。	医保
	凉血祛风糖浆	清热解毒，凉血祛风。	用于荨麻疹、湿疹、药物性皮炎、牛皮癣等病见血热风盛证候者。	口服。一次 40ml，一日 3 次。	
	四妙丸	清热利湿。	用于湿热下注，足膝红肿，筋骨疼痛。	口服。一次 6g，一日 2 次。	医保
	热痱搽剂	护肤止痒。	用于急性湿疹、痱子。	外用，用时摇匀，涂擦患处。	
	青蛤散	清热解毒，燥湿杀虫。	用于湿热毒邪浸淫肌肤所致的湿疮、黄水疮，症见皮肤红斑、丘疹、疱疹、糜烂湿润，或脓疱、脓痂。	外用。花椒油调匀涂抹患处。	
	湿疹散	见 99 页	同前	同前	同前
脾虚湿蕴证	四君子丸（颗粒）	益气健脾。	用于脾胃气虚，胃纳不佳，食少便溏。	丸剂：口服。一次 3～6g，一日 3 次。颗粒剂：开水冲服。一次 15g，一日 3 次。	丸剂、颗粒剂：药典，医保
	参苓白术散（丸、胶囊、口服液）	补脾胃，益肺气。	用于脾胃虚弱，食少便溏，气短咳嗽，肢倦乏力	散剂：口服。一次 6～9g，一日 2～3 次。丸剂：口服。一次 6～9g，一日 2～3 次。胶囊：口服。一次 3 粒，一日 3 次。口服液：口服。一次 1 支，一日 2～3 次。	散剂、丸剂、胶囊：基药，医保

适宜证型	药物名称	功能	主治病证	用法用量	备注
脾虚湿蕴证	八珍丸（颗粒、胶囊）	补气益血。	用于气血两虚，面色萎黄，食欲不振，四肢乏力，月经过多。	丸剂：口服。规格（1）大蜜丸，一次1丸，一日2次；规格（2）、（4）浓缩丸，一次8丸，一日3次；规格（3）水蜜丸，一次6g，一日2次。颗粒剂：开水冲服。规格（1）、（2）一次1袋，一日2次。胶囊：口服。一次3粒，一日2次。	丸剂：药典，基药，医保。颗粒剂：药典，医保
	青鹏膏剂	止痛消肿。	用于痛风、湿痹、"冈巴"、"黄水"病等引起的肿痛发烧、疱疹、瘟疬发烧等。	外用。取适量涂于患处，一日3～4次。	医保
	肤疾洗剂	见98页	同前	同前	同前
	皮肤康洗液	见99页	同前	同前	同前
	马应龙麝香痔疮膏	清热燥湿，活血消肿，去腐生肌。	用于湿热瘀阻致各类痔疮、肛裂，症见大便出血、或疼痛、有下坠感；亦用于肛周湿疹。	外用。涂擦患处。	基药
血虚风燥证	湿毒清胶囊（片）	养血润燥，化湿解毒，祛风止痒。	用于皮肤瘙痒症属血虚湿蕴皮肤证者。	胶囊：口服。一次3～4粒，一日3次。片剂：口服。一次3～4片，一日3次。	胶囊：医保片剂：药典，医保
	润燥止痒胶囊	养血滋阴，祛风止痒，润肠通便。	用于血虚风燥所致的皮肤瘙痒；热毒蕴肤所致的痤疮肿痛，热结便秘。	口服。一次4粒，一日3次，2周为一疗程。	基药，医保

适宜证型	药物名称	功能	主治病证	用法用量	备注
血虚风燥证	四物合剂（颗粒）	养血调经。	用于血虚所致的面色萎黄、头晕眼花、心悸气短及月经不调。	合剂：口服。一次10～15ml，一日3次。用时摇匀。颗粒剂：温开水冲服。一次5g，一日3次。	药典
	当归补血丸	补养气血。	用于身体虚弱，气血两亏。	口服。一次1丸，一日2次。	医保
	冰黄肤乐软膏	清热燥湿，活血祛风，止痒消炎。	用于湿热蕴结或血热风燥引起的皮肤瘙痒；神经性皮炎、湿疹、足癣及银屑病等瘙痒性皮肤病见上述证候者。	外用，涂搽患处。一日3次。	药典
	黑豆馏油软膏	消炎，收敛，止痒，使角质再生。	用于神经性皮炎，亚急性、慢性皮炎及慢性湿疹等。	外用，取适量涂抹于患处。一日1～2次。	
	康肤酊	润肤止痒，杀虫去臭。	用于各种皮肤瘙痒、湿疹、神经性皮炎等皮肤瘙痒症。	外用。喷于患处，一次适量，一日数次。	

银屑病

银屑病俗称牛皮癣，是一种常见的易复发的慢性炎症性皮肤病，典型皮损为鳞屑性斑块和丘疹。皮肤损害的形态学变异极大，可表现为斑疹、环状斑块、红皮病、脓疱等。可发生于任何年龄，但多发生于青壮年，无明显性别差异，自然人群发病率为0.1%～3%，我国为0.123%。春冬季节易复发或加重，而夏秋季节多缓解。银屑病的确切病因尚不清楚。目前认为是遗传因素与环境因素等多种因素相互作用的多基因遗传病，通过免疫介导的共同通路最终引起角质形成细胞发生增殖。

根据银屑病的临床特征，可分为寻常型、关节病型（银屑病关节炎）、红皮病型及脓疱型，其中寻常型占99%以上，其他类型（银屑病关节炎除外）多由寻常型银屑病外用刺激性药物，突然停止系统使用糖皮质激素、免疫抑制剂，以及感染、精神压力等诱发。

1. 寻常型银屑病　初期皮损为红色丘疹或斑丘疹，逐渐扩展成为境界清楚的红色斑块，有多种形态（如点滴状、钱币状、地图状、蛎壳状等），上覆厚层银白色鳞屑，刮除成层鳞屑，犹如轻刮蜡滴（蜡滴现象），刮去银白色鳞屑可见淡红色发光半透明薄膜（薄膜现象），剥去薄膜可见点状出血（Auspitz征）。蜡滴现象、薄膜现象和点状出血对银屑病有诊断价值。自觉不同程度瘙痒。皮损可发生于全身各处，以四肢伸侧、头皮、甲，特别是肘部、膝部、骶尾部最为常见，常呈对称性。寻常型银屑病根据病情发展可分为三期：①进行期，新皮损不断出现，旧皮损无消退，皮损炎症浸润明显，周围皮肤可发红，针刺、搔抓、手术及其他损伤可导致受损部位出现典型的银屑病皮损，称为同形反应或Koebner现象；②静止期，原皮损稳定，无新皮损出现；③退行期，皮损缩小变平，炎症基本消退，遗留色素减退或色素沉着斑。

2. 关节病型银屑病 病程为慢性，关节病变常在皮损后出现。任何关节均可受累，尤其是下肢的大关节和指、趾远端关节，甚至脊椎和骶髂关节。大关节可出现关节畸形，类似类风湿性关节炎，但与后者不同的是银屑病性关节炎的类风湿因子常为阴性。

3. 红皮病型银屑病 表现为全身大部分皮肤广泛的炎症和脱屑，皮肤呈弥漫性潮红、浸润肿胀并伴有大量糠状鳞屑，期间可有正常皮肤（皮岛），可伴有发热、全身淋巴结肿大等全身症状。病程较长，易复发。

4. 脓疱型银屑病 分为泛发性和局限性两型。①泛发性脓疱型银屑病：常急性发病，皮损可迅速发展至全身，在寻常型银屑病皮损或正常皮肤上迅速出现黄色或黄白色的针尖至粟粒大小浅表性无菌性小脓疱，常密集分布融合成脓湖，脓疱周边的皮肤常发红，伴有炎症，可有疼痛感，常伴有寒战、高热等全身症状。患者可有沟状舌，指（趾）甲受累时可出现肥厚浑浊。经过1～2周脓疱可干燥结痂，病情缓解，但可反复发作。患者可因继发感染，全身衰竭而死亡。②局限性脓疱型银屑病：皮损局限于手掌及足跖，对称分布，好发于大、小鱼际剂掌跖中部，皮损为成批发生在红斑基础上的无菌小脓疱。经1～2周脓疱破裂、结痂、脱屑，新脓疱又可在鳞屑下出现，病程慢性，经久不愈，仅少数显著消退。甲常受累，可出现点状凹陷、横沟、纵嵴、甲剥离及甲下积脓等。

组织病理学银屑病镜下特征表现为表皮细胞的活动性增加和真皮的改变。

寻常型银屑病的常见表现为表皮角化过度伴角化不全，角化不全区可见 Munro 微脓肿，颗粒层变薄或消失，棘层增厚，表皮突向下延伸；真皮乳头呈杵状，其上部棘层变薄，真皮乳头内及真皮浅层毛细血管扩张充血，血管周围可见淋巴细胞为主的炎性细胞浸润。红皮病型银屑病的病理变化为真皮浅层血管扩张充血更明显，余与寻常型银屑病相似。脓疱型银屑病表现为 Kogoj 微脓肿，但角化不全及表皮突延伸不明显。

现代医学对银屑病尚无特效治疗方法，可应用局部治疗（局部外用糖皮质激素软膏或角质剥脱药）；系统治疗应用抗组胺药、多种维生素、甲氨蝶呤、糖皮质激素；物理治疗应用宽波或窄波 UVB 或 PUVA。

中医亦称本病为"白疕"、"蛇风"、"白壳疮"、"干癣"、"顽癣"、"松皮癣"等，由营血亏损，生风生燥，肌肤失养而成。

一、中医病因病机分析及常见证型

中医认为本病主要是由于素体热盛，复因外感六淫，或过食辛发酒酪，或七情内伤等因素使内外合邪，内不得疏泄，外不能透达，化火生热，热壅血络，拂郁肌肤而成。若病久或反复发作，则阴血被耗，气血失和，化燥生风；或经脉阻滞，气血凝结。若血热炽盛，毒邪外袭，蒸灼皮肤，气血两燔，则郁火流窜，瘀滞肌肤，形成红皮；若湿热蕴久，兼感毒邪，则见密集脓疱；若风湿毒热或寒邪痹阻经络，则手足甚至脊椎大关节肿痛形成。

本病的主要病因病机有以下几点：（1）素体热盛：湿热内蕴或阳盛阴虚之体质，感邪易从阳化热、化燥，火热之邪蕴伏营血，流于肌肤，发为红斑；热伤营血，肌肤失养，则起白屑；化燥生风，风盛则痒。因而素体热盛是银屑病发生的主要原因。（2）外邪侵袭：初起时多由风、湿、热、火毒之邪侵袭肌肤，导致营卫不和，气血失调，郁于肌肤而发，或因湿热蕴结，内不得利导，外不得宣泄，阻于肌表而发，或因久病，气血耗伤，肌肤失养而成。（3）七情内伤：由于情志郁结，气机壅滞，郁久化火，火毒蕴伏于营血，窜流肌表而成；或气滞血瘀，肌肤失养所致。（4）脾胃失和：由于饮食不节，过食辛辣动风之物，使脾胃不和，气机不畅，湿热内蕴，外透皮肤而发。

银屑病的常见证型有风热血热证、风湿寒痹症、湿热蕴结证、火毒炽盛证、血虚风燥证、血瘀证等。

二、辨证选择中成药

1. 风热血热证

【临床表现】皮损逐渐增多，范围不断扩大，其色焮红，甚或红斑相互融合成片，鳞屑增多，局部瘙痒；伴有怕热，大便干结，小便黄赤；舌质红，苔薄白或黄，脉数。

【辨证要点】皮损逐渐增多，其色焮红，怕热，大便干结，小便黄赤，舌质红，苔薄白或黄，脉数。

【病机简析】风、热之邪侵袭肌肤，导致营卫不和，气血不调，郁于肌肤而发。

【治法】疏风清热，凉血止痒。

【辨证选药】复方青黛胶囊（丸）、克银丸、消银片（颗粒、胶囊）、皮肤病血毒丸、清开灵片（颗粒、胶囊、口服液），可外用创灼膏。

此类中成药多由青黛、黄芩、黄连、黄柏、马齿苋、大黄等药物组成，可发挥良好的疏风清热、凉血止痒的作用。

2. 风湿寒痹证

【临床表现】多见于小儿和初发病例，或关节病型银屑病。皮损红斑不鲜明，鳞屑厚积，冬季易加重或复发；伴有怕冷，关节酸楚疼痛，瘙痒不甚；舌质淡红，苔薄白，脉紧或濡滑。

【辨证要点】皮损红斑不鲜明，冬季易加重或复发，怕冷，舌质淡红，苔薄白，脉紧或濡滑。

【病机简析】风、湿、寒邪侵袭肌肤，以致营卫不和，气血不畅，阻于肌肤而生。

【治法】疏风散寒，调营通络。

【辨证选药】桂枝合剂、九味羌活丸（颗粒）、独活寄生丸（合剂）。

此类中成药多由以桂枝、麻黄、苍耳子、白芷、白鲜皮、地肤子、羌活、独活、秦艽、威灵仙等药物组成，可以发挥良好的疏风散寒、调营通络的作用。

3. 湿热蕴结证

【临床表现】皮疹瘙痒，搔抓后有渗水、结痂，或发于腋窝、腹股沟等屈侧部位，皮损糜烂、浸渍或有较多脓疱；伴有胸闷纳呆、神疲乏力，下肢沉重；舌红，苔黄腻，脉濡滑。

【辨证要点】皮损糜烂、浸渍或有较大脓疱，舌红，苔黄腻，脉濡滑。

【病机简析】湿热蕴结，外不能宣泄，内不能利导，阻于肌肤而发。

【治法】清热利湿。

【辨证选药】银屑灵颗粒、龙胆泻肝丸（颗粒、片、胶囊、口服液）、四妙丸，外用青蛤散。

此类中成药多由萆薢、生薏苡仁、黄柏、泽泻、滑石、车前子、赤芍、丹皮等药组成，可发挥良好的清热利湿作用。

4. 火毒炽盛证

【临床表现】 多见于红皮病型银屑病。全身皮肤红斑满布，或呈暗紫色，皮肤灼热，或密布散在小脓疱；伴有壮热口渴，大便秘结，小便短赤；舌质红，舌苔少或微黄，脉弦滑或洪大。

【辨证要点】 全身红斑满布或密布散在小脓疱，壮热口渴，大便秘结，小便短赤，舌质红，舌苔少或微黄，脉弦滑或洪大。

【病机简析】 因调治不当，兼感毒邪，风寒化热，湿邪化燥，以致燥热成毒，热毒流窜，入于营血，内侵脏腑而成。

【治法】 清热解毒凉血。

【辨证选药】 百癣夏塔热片、羚羊角胶囊（口服液）。

此类中成药多由羚羊角、生石膏、生地、丹皮、紫草、蒲公英、金银花、连翘等药组成，可发挥良好的清热解毒凉血的作用。

5. 血虚风燥证

【临床表现】 多见于银屑病静止期、消退期。病情稳定，即无皮疹扩大，又无新皮疹发生，皮肤干燥，鳞屑较多，或有皲裂、疼痛、瘙痒；可伴有头晕眼花等症状；舌质淡，舌苔薄白，脉细。

【辨证要点】 病情稳定，皮损干燥，鳞屑较多，舌质淡，舌苔薄白，脉细。

【病机简析】 病久风寒、风热、风湿之邪已化，而气血耗伤，则血虚风燥，肌肤失养所致。

【治法】 滋阴润燥，养血祛风。

【辨证选药】 紫丹银屑胶囊、润燥止痒胶囊、湿毒清片（胶囊），外用冰黄肤乐软膏、黑豆馏油软膏。

此类中成药多由地黄、当归、苦参、白鲜皮、土茯苓、黄芩、麦冬等药组成，发挥了良好的滋阴润燥、养血祛风的作用。

6. 血瘀证

【临床表现】病程较长，反复发作，经年不愈，皮损暗红，或有色素沉着、鳞屑较多，或呈蛎壳状，或伴有关节活动不利；苔薄白，舌有瘀斑，脉沉涩。

【辨证要点】病程较长，反复发作，皮损暗红或色素沉着，鳞屑较厚，苔薄白，舌有瘀斑，脉沉涩。

【病机简析】各种外邪入侵，以致营卫不和，气血不畅，日久成瘀所致。

【治法】活血化瘀，养血润燥

【辨证选药】银屑灵颗粒、血府逐瘀丸（胶囊、口服液）。

此类中成药多由桃仁、红花、熟地黄、当归、川芎、芍药、丹参等药组成，发挥了良好的活血化瘀、养血润燥的功能。

三、用药注意

临床选药必须以辨证论治的思想为指导，针对不同证型，选择与其相对证的药物，才能收到较为满意的疗效。另外，急性期或红皮病型不宜用刺激性强的药物，并且禁止热水洗浴，用药务必咨询医师。如正在服用其他药品，应当告知医师或药师。还需避风寒，防重感；饮食宜清淡，切忌肥甘油腻食物，以防影响药效的发挥，应该多食用新鲜蔬菜和水果。药品贮藏宜得当，存于阴凉干燥处，药品性状发生改变时禁止服用。药品必须妥善保管，放在儿童不能接触的地方，以防发生意外。儿童若需用药，务请咨询医生，并必须在成人的监护下使用。对于具体药品的饮食禁忌、配伍禁忌、妊娠禁忌、证候禁忌、病证禁忌、特殊体质禁忌、特殊人群禁忌等，各药品内容中均有详细介绍，用药前务必仔细阅读。

附一

常用治疗银屑病的中成药药品介绍

（一）风热血热证常用中成药品种

复方青黛胶囊（丸）

【处方】青黛、马齿苋、白芷、土茯苓、紫草、贯众、蒲公英、丹参、萆薢、白鲜皮、乌梅、五味子（酒）、建曲、山楂（焦）。

【功能与主治】清热凉血，解毒消斑。用于血热所致的白疕、血风疮，症见皮疹色鲜红，筛状出血明显、鳞屑多、瘙痒明显，或皮疹为圆形、椭圆形红斑，上附糠秕状鳞屑，有母斑；银屑病进行期、玫瑰糠疹见上述证候者。

【用法与用量】

胶囊：口服。一次4粒，一日3次。

丸剂：口服。一次6g，一日3次。

【注意事项】

1．脾胃虚寒者不宜服用。

2．孕妇禁用。

3．忌食白酒、羊肉等辛辣厚味及刺激性食物。

4．老年体弱及哺乳期妇女应慎用。

5．用药期间注意监测肝生化指标、血象及患者临床表现，若出现肝脏生化指标异常、白细胞减少、便血及严重腹痛、腹泻等，应立即停药，及时就医。

6．白细胞低者忌用。

【规格】

胶囊：每粒装 0.5g。

丸剂：水丸，每袋装 6g。

【贮藏】密封。

克银丸

【处方】土茯苓、白鲜皮、北豆根、拳参。

【功能与主治】清热解毒，祛风止痒。用于皮损基底红，舌质红，便秘，尿黄属血热风燥型的银屑病。

【用法用量】口服。浓缩大蜜丸，一次 2 丸；浓缩水蜜丸，一次 10g（100 粒），一日 2 次。

【注意事项】忌食辛辣厚味及刺激或致敏性食物。

【规格】浓缩大蜜丸，每丸重 6g；浓缩水蜜丸，每 100 粒重10g。

【贮藏】密封。

消银片（颗粒、胶囊）

【处方】地黄、玄参、牡丹皮、金银花、大青叶、当归、赤芍、红花、苦参、白鲜皮、防风、牛蒡子、蝉蜕。

【功能与主治】清热凉血，养血润肤，祛风止痒。用于血热风燥型白疕和血虚风燥型白疕，症见皮疹为点滴状、基底鲜红色、表面附有银白色鳞屑，或皮疹表面附有较厚的银白色鳞屑、较干燥、基底淡红色、瘙痒较甚。

【用法与用量】

片剂：口服。一次 5 ~ 7 片，一日 3 次。1 个月为一疗程。

颗粒剂：口服。开水冲服。一次 1 袋，一日 3 次。

胶囊：口服，饭后半小时温开水送服。一次 2 粒，一日 3 次。

【注意事项】

1．脾胃虚寒者慎用。

2．孕妇禁用。

【规格】

片剂：每片重 0.3g。

颗粒剂：每袋装 3.5g。

胶囊：每粒装 0.3g。

【贮藏】密封。

皮肤病血毒丸

【处方】金银花、连翘、忍冬藤、苦地丁、天葵子、土贝母、土茯苓、白鲜皮、地肤子、黄柏、赤茯苓、当归、白芍、熟地黄、鸡血藤、地黄、牡丹皮、白茅根、紫草、紫荆皮、赤芍、益母草、茜草、川芎（酒炙）、桃仁、红花、蛇蜕（酒炙）、防风、蝉蜕、牛蒡子、苍耳子、浮萍、荆芥穗（炭）、苦杏仁、桔梗、白芷、皂角刺、大黄（酒炒）、甘草。

【功能与主治】清热利湿解毒，凉血活血散瘀。用于血热风盛、湿毒瘀结所致的瘾疹、湿疮、粉刺酒皶、疖肿，症见皮肤风团、丘疹，皮肤红赤，肿痛，瘙痒，大便干燥。

【用法用量】口服。一次20粒，一日2次。

【注意事项】

1．孕妇禁用。

2．风寒证或肺脾气虚证不宜使用。

【规格】每100粒重18g。

【贮藏】密封。

【药理毒理】

·**抗炎作用** 皮肤病血毒丸经动物试验证明2.4g/kg剂量连续5天灌胃能明显抑制巴豆油引起的小鼠耳肿胀；0.6、1.2、2.4g/kg能显著抑制角叉菜胶所致的大鼠足肿胀；0.6、1.2、2.4g/kg能明显缩短正常小鼠的排便时间增加小鼠的排便粒数，对燥结失水型小鼠的通便作用不明显。

·**止痒作用** 对磷酸组织胺所致豚鼠局部瘙痒有明显的抑制作用。

·**抗感染作用** 3.6g/kg剂量组对金黄色葡萄球菌引起的小鼠体内感染具有一定作用[1]。

【参考文献】

[1] 闫晓东，高玉刚．皮肤病血毒丸药理作用实验报告[J]．首都医药，1998，5（11）：24-25.

清开灵片（颗粒、胶囊、口服液）

【处方】胆酸、珍珠母、猪去氧胆酸、栀子、水牛角、板蓝根、黄芩苷、金银花。

【功能与主治】清热解毒，镇静安神。用于外感风热时毒、火毒内盛所致高热不退、烦躁不安、咽喉肿痛、舌质红绛、苔黄、脉数者；上呼吸道感染、病毒性感冒、急性化脓性扁桃体炎、急性咽炎、急性气管炎、高热等病症属上述证候者。

【用法与用量】

片剂：口服。一次 1～2 片，一日 3 次；儿童酌减，或遵医嘱。

颗粒剂：口服。一次 1～2 袋，一日 2～3 次；儿童酌减，或遵医嘱。

胶囊：口服。一次 2～4 粒，一日 3 次；儿童酌减，或遵医嘱。

口服液：口服。一次 20～30ml，一日 2 次；儿童酌减，或遵医嘱。

【注意事项】

1．久病体虚便溏者慎用。

2．忌辛辣刺激性食物。

【规格】

片剂：每片重 0.5g（含黄芩苷 20mg）。

颗粒剂：每袋装 3g（含黄芩苷 20mg）。

胶囊：每粒装 0.25g（含黄芩苷 10mg）。

口服液：每支装 10ml。

【贮藏】密封。

创灼膏

【药物组成】石膏（煅）、炉甘石（煅）、甘石膏粉、冰片、白及。

【功能与主治】清热解毒，消肿止痛，去腐生肌。用于烧伤、冻疮、褥疮、外伤、手术后创口感染、慢性湿疹及常见疮疖。

【用法与用量】外用。涂敷患处，如分泌物较多，一日换药 1 次；分泌物较少，2～3 日换药 1 次。

【注意事项】

1. 溃疡阴证者禁用。

2. 肿疡未溃者禁用。

3. 忌食辛辣、油腻、海鲜等食品。

4. 本品为外用药，不可内服。

【不良反应】目前尚未检索到不良反应报道。

【规格】每支装（1）10g，（2）20g。

【贮藏】密封。

（二）风湿寒痹证常用中成药品种

桂枝合剂

【处方】桂枝、白芍、生姜、甘草、大枣。

【功能与主治】解肌发表，调和营卫。用于外感风邪，头痛发热，鼻塞干呕，汗出恶风。

【用法与用量】口服。一次 10～15ml，一日 3 次。

【禁忌】孕妇禁用；表实无汗或温病发热、口渴者禁服。

【注意事项】

1. 忌烟、酒及辛辣、生冷、油腻食物。

2. 不宜在服药期间同时服用滋补性中药。

3. 高血压、心脏病、肝病、糖尿病、肾病等慢性病严重者应在医师指导下服用。

4. 服药 3 天症状无缓解，应去医院就诊。

【规格】每瓶装 100ml。

【贮藏】密封，置阴凉处。

【药理毒理】桂枝汤有调节汗腺分泌、调节体温、抗炎、抗病毒和调节免疫等作用。

·**调节汗腺分泌的作用** 桂枝汤煎剂灌胃，能增加正常大鼠足跖部的汗腺分泌，抑制安痛定所致的汗腺分泌亢进和拮抗阿托品引起的汗腺分泌减少[1]。

·**调节体温作用** 桂枝汤煎剂灌胃，能降低酵母发热大鼠体温，又能对抗安痛定所致大鼠体温过低[2-4]。

·**抗炎作用** 桂枝汤煎剂灌胃，能抑制小鼠角叉菜胶性足肿胀、二甲苯所致皮肤毛细血管通透性增加[5]。

·**抗病毒作用** 桂枝汤煎剂灌胃给药 5 天，能减轻滴鼻感染流感病毒亚甲型鼠肺适应株 FM1 所致小鼠肺部炎症，降低死亡率[5]。

·**对免疫功能的调节作用** 桂枝汤煎剂灌胃给药 5 天，能抑制小鼠玫瑰花环形成细胞的形成，对抗绵羊红细胞、牛血清白蛋白、二硝基氯苯引起的迟发型超敏反应，抑制淋巴细胞对 ConA 和 LPS 引起的增殖反应；对免疫功能已呈抑制的病毒感染小鼠，可提高其巨噬细胞吞噬功能、血清凝集素、溶血素效价和外周血中 T 细胞百分率，使之恢复到正常；对左旋咪唑处理免疫功能已增强的小鼠，则作用相反，可使之恢复正常水平[6, 7]。

【参考文献】

[1] 富杭育，贺玉琢，李晓芹，等.桂枝汤对汗腺分泌的实验研究 [J].中西医结合杂志，1991，11（1）：34.

[2] 富杭育，周爱香，查显元，等.桂枝汤对体温双向调节作用的机理探讨 [J].中药药理与临床，1994，10（4）：1.

[3] 富杭育，周爱香，郭淑英.桂枝汤对体温双向调节作用的机理探讨 [J].中药药理与临床，1994，10（3）：1.

[4] 富杭育，周爱香，郭淑英，等.桂枝汤对体温双向调节作用的机理探讨 [J].中药药理与临床，1995，11（2）：1.

[5] 曹伟春.桂枝汤的药理作用研究进展 [J].中成药，1991，13（8）：33.

[6] 吕秀风，朱洪荫，谢蜀生，等.桂枝汤免疫抑制作用的实验研究 [J].中西医结合杂志，1989，9：283.

[7] 卢长安，富杭育，田甲丽，等.桂枝汤的药理学研究（六）[J].中药药理与临床，1990，6（1）：2.

九味羌活丸（颗粒）

【处方】羌活、防风、苍术、细辛、川芎、白芷、黄芩、甘草、地黄。

【功能与主治】疏风解表，散寒除湿。用于外感风寒夹湿所致的感冒，症见恶寒、发热、无汗、头重而痛、肢体酸痛。

【用法与用量】

丸剂：口服，用姜葱汤或温开水送服。规格（1）大蜜丸，一次 3～4.5g，一日 2 次；规格（2）、（3）水丸，一次 6～9g，一日 2～3 次；规格（4）小蜜丸，一次 3～4.5g，一日 2 次。

颗粒剂：姜汤或开水冲服。规格（1）一次 5g，一日 2～3次；规格（2）一次 15g，一日 2～3 次。

【规格】

丸剂：（1）每丸重 9g，（2）每袋装 6g，（3）每袋装 9g，（4）每 10 丸重 1.8g。

颗粒剂：（1）每袋装5g，（2）每袋装15g。

【贮藏】密闭，防潮。

【药理毒理】本品有解热、镇痛、抗炎作用。

·**解热作用** 九味羌活口服液、颗粒剂对疫苗、内毒素、啤酒酵母等引起的家兔或大鼠发热有解热作用[1, 2]。

·**镇痛作用** 本品水提物和醇提物能抑制醋酸所致小鼠扭体反应，减少扭体次数，其醇提物还能提高小鼠痛阈值[1, 3]。

·**抗炎作用** 九味羌活口服液能抑制巴豆油所致小鼠耳肿胀和蛋清所致大鼠足肿胀[1, 3]。

【参考文献】：

[1] 邱赛红，徐华雄，首第武，等．九味羌活丸与袋泡剂药理作用的比较研究 [J].中国实验方剂学杂志，1999，5（1）：43.

[2] 许俊杰．古典清热方剂对家兔体温的影响 [J].中药通报，1986，（1）：51.

[3] 蒋孟良．九味羌活汤镇痛抗炎作用的研究 [J].中成药，1992，14（2）：25.

独活寄生丸（合剂）

【处方】独活、桑寄生、防风、秦艽、桂枝、细辛、川牛膝、杜仲（盐炙）、当归、白芍、熟地黄、川芎、党参、茯苓、甘草。

【功能与主治】养血舒筋，祛风除湿，补益肝肾。用于风寒湿痹阻、肝肾两亏、气血不足所致的痹病，症见腰膝冷痛，屈伸不利。

【用法与用量】

丸剂：口服。一次1丸，一日2次。

合剂：口服。一次 15～20ml，一日 3 次，用时摇匀。

【注意事项】

1．本品含活血温散药，孕妇慎用。

2．本品补肝肾，祛风湿，主治痹病属寒湿闭阻，肝肾不足者，关节红肿热痛，热痹实证者忌用。

【规格】

丸剂：每丸重 9g。

合剂：每瓶装（1）100ml，（2）200ml。

【贮藏】 密封。

（三）湿热蕴结证常用中成药品种

银屑灵颗粒

【处方】 苦参、甘草、白鲜皮、防风、土茯苓、蝉蜕、黄柏、生地黄、金银花、赤芍、连翘、当归。

【功能与主治】 清热燥湿，活血解毒。用于湿热蕴肤、郁滞不通所致白疕，症见皮损呈红斑湿润，偶有浅表小脓疱，多发于四肢屈侧部位；银屑病见上述证候者。

【用法与用量】 口服。每次 33g，一日 2 次；或遵医嘱。

【禁忌】 孕妇禁用。

【注意事项】

1．血虚风燥证银屑病不适宜服用。

2．孕妇禁用。

3．忌食腥发海鲜及刺激性食物。

【规格】 每瓶装 100g。

【贮藏】密封。

龙胆泻肝丸（颗粒、片、胶囊、口服液）

【处方】龙胆、柴胡、黄芩、栀子（炒）、泽泻、木通、车前子（盐炒）、当归（酒炒）、地黄、炙甘草。

【功能与主治】清肝胆，利湿热。用于肝胆湿热所致的头晕目赤，耳鸣耳聋，耳部疼痛，胁痛口苦，尿赤涩痛，湿热带下。

【用法与用量】

丸剂：口服。大蜜丸，一次 1 ~ 2 丸，水丸，一次 3 ~ 6g，一日 2 次。

颗粒剂：开水冲服。一次 4 ~ 8g，一日 2 次。

片剂：口服。一次 4 ~ 6 片，一日 2 ~ 3 次。

胶囊：口服。一次 4 粒，一日 3 次。

口服液：口服。一次 10ml，一日 3 次。

【不良反应】

1. 龙胆泻肝丸属寒凉性药物，服用期间会导致胃凉或女性月经不调。

2. 龙胆泻肝丸内含有的关木通会造成肾功能的损害，引发肾衰竭，情况严重者还可导致尿毒症。

【注意事项】

1. 孕妇，年老体弱，大便溏软者慎用。

2. 忌食辛辣、刺激性食物。

3. 服本药时不宜同时服滋补性中成药。

4. 有高血压、心律失常、心脏病、肝病、肾病、糖尿病等慢性病严重者，以及正在接受其他治疗的患者，应在医师指导下服用。

【规格】

丸剂：大蜜丸，每丸重 6g，水丸，每 100 粒重 6g。

颗粒剂：每袋装 4g。

片剂：每片重 0.3g。

胶囊：每粒装 0.25g。

口服液：每支装 10ml。

【贮藏】密封。

【药理毒理】本品具有抗炎、镇痛、保肝利胆、免疫调节及抗病毒抑菌作用。

· **抗炎作用**　有研究使用龙胆泻肝胶囊通过对巴豆油致小鼠耳郭肿胀实验、角叉菜胶致大鼠足肿胀实验发现，该方能降低小鼠耳郭肿胀度和大鼠足趾肿胀度，对抑制小鼠耳郭及大鼠足肿胀有显著效果[1]；还有研究发现龙胆泻肝汤能明显降低小鼠腹腔毛细血管通透性[2]。

· **镇痛作用**　有研究分别用小鼠扭体法和热板法探索龙胆泻肝汤的镇痛作用，结果证明龙胆泻肝汤能明显减少小鼠的扭体反应数，显著延长给药后（热板法）1h、2h 小鼠疼痛反应的潜伏期[3]。

· **保肝利胆作用**　有研究龙胆泻肝汤对四氯化碳（CCl_4）所致急性肝损伤大鼠的靛氰绿（ICG）肝清除率的影响，发现该方能明显抑制 CCl_4 所致大鼠血清中天冬氨酸转氨酶（ALT）及丙氨酸转氨酶（AST）含量的升高，改善肝脏组织病理，对抗 CCl_4 所致肝血流量下降和肝清除率下降[4]；其他实验研究发现，运用龙胆泻肝颗粒十二指肠给药可明显增加大鼠的胆汁分泌量，验证了本药颗粒剂有显著的利胆作用[5]。有学者使用制造阻塞性黄疸大鼠模型的方法，结果表明中药复方龙胆泻肝丸可保护肝脏，对抗阻塞性黄疸所致肝清除率和肝血流量下降，改善肝脏血流动力学[6]。

·免疫调节作用 龙胆泻肝汤可提高动物血清溶菌酶含量、溶血素抗体的含量和 T 淋巴细胞的转化率，而且有随剂量加大作用相应提高的量效关系。显示本方有增强机体的非特异性免疫，提高细胞免疫和体液免疫的作用[7]。

·抗病毒抑菌作用 有学者使用本方在体外对疱疹病毒的抗病毒实验，发现该方随着药物浓度的增加，抗病毒活性亦增强，有良好的线性关系，对病毒所致的特征性细胞病变的抑制程度亦具有相关性[8]。日本研究发现，在大鼠子宫内接种大肠杆菌、脆弱拟杆菌悬液使子宫积脓的模型试验中，发现本方能明显降低人工感染大鼠子宫中大肠杆菌、脆弱拟杆菌的数量[9]。

【参考文献】

[1] 潘经媛，邱银生，朱式欧，等．龙胆泻肝胶囊的抗炎、免疫调节作用 [J].时珍国医国药，2006，17（8）：1471-1473.

[2] 武梅芳，楚立，张建平．龙胆泻肝汤的药理及毒理学实验研究 [J].河北中医学院学报，1996，11（1）：1-3.

[3] 蒲维娅．龙胆泻肝汤对小鼠的镇痛作用 [J].时珍国医国药，2004，15（7）：389-340.

[4] 石红，周琰，何士彦．龙胆泻肝汤对四氯化碳肝损伤大鼠肝脏转运功能的影响 [J].辽宁中医杂志，2006，33（8）：1041-1042.

[5] 严尚学，朱成举，黄德武．龙胆泻肝颗粒的保肝利胆作用研究 [J].安徽医科大学学报，2005，40（4）：327-329.

[6] 张建平，周琰，王林．龙胆泻肝丸对阻塞性黄疸大鼠肝脏

转运功能的影响 [J]. 中成药，2007，29（7）：979-980.

[7] 章健，赵黎，南淑玲，等 . 龙胆泻肝汤对正常动物免疫功能的影响 [J]. 中国中医基础医学杂志，2007，13（9）：673-674.

[8] 矫健，戴向东，陈华元，等 . 疱疹口服液药效学实验研究 [J]. 实用中医药杂志，2003，19（7）：37-342.

[9]Hiroshige M，kyoko K，koji L，et al.Therapeutic effects of herbal medicine（Juzen-taiho-to and ryutan-shakan-to）in a rat intrauterine infection（pyometra）model[J].current therapeutic research，1997，58（7）：454-458.

四妙丸

【处方】苍术、牛膝、黄柏（盐炒）、薏苡仁。

【功能与主治】清热利湿。用于湿热下注，足膝红肿，筋骨疼痛。

【用法与用量】口服。一次 6g，一日 2 次。

【规格】每 15 粒重 1g。

【贮藏】密封，防潮。

青蛤散

【处方】黄柏、青黛、蛤壳（煅）、石膏（煅）、轻粉。

【功能与主治】清热解毒，燥湿杀虫。用于湿热毒邪浸淫肌肤所致的湿疮、黄水疮，症见皮肤红斑、丘疹、疱疹、糜烂湿润，或脓疱、脓痂。

【用法与用量】外用。花椒油调匀涂抹患处。

【注意事项】

1．涂用后局部发红、瘙痒、灼热、损害面积扩大，应即刻停药、洗净。

2．本品含轻粉有大毒，不可长期或过量或大面积使用。

3．本品为外用剂，不可内服，切忌入眼。

【不良反应】目前尚未检索到不良反应报道。

【规格】每袋装 15g。

【贮藏】密封。

（四）火毒炽盛证常用中成药品种

百癣夏塔热片

【处方】地锦草、诃子肉、毛诃子肉、司卡摩尼亚脂、芦荟、西青果。

【功能与主治】清除异常黏液质、胆液质及败血，消肿止痒。用于治疗手癣、体癣、足癣、花斑癣、银屑病、过敏性皮炎、带状疱疹、痤疮等。

【用法与用量】口服。一次 3～5 片，一日 3 次。

【注意事项】

1．忌烟、酒及辛辣、油腻食物。

2．患有慢性腹泻、痢疾不宜服，可大便次数增多及腹泻，里急后重，脓血便。

【规格】每片重 0.3g。

羚羊角胶囊（口服液）

【处方】羚羊角粉。

【功能与主治】平肝熄风，清肝明目，散血解毒。用于肝风内动、肝火上扰、血热毒盛所致的高热惊痫，神昏痉厥，子痫抽搐，癫痫发狂、头痛眩晕，目赤翳障，温毒发斑，痈肿疮毒。

【用法与用量】

胶囊：口服。一次 2～4 粒，一日 1 次。

口服液：口服。一次 5ml，一日 2 次。

【注意事项】

1．本品清泻肝热，熄风止痉，若因阴虚火旺所致的发热慎用。

2．本方寒凉，孕妇慎用。

3．本药寒凉，脾胃虚寒便溏者慎用；当中病即止，不可过服、久服。

【规格】

胶囊：每粒装（1）0.15g，（2）0.3g。

口服液：每支装 5ml。

【贮藏】密封。

（五）血虚风燥证常用中成药品种

紫丹银屑胶囊

【处方】紫硇砂、决明子、附子（制）、干姜、桂枝、白术、白芍、黄芪、丹参、降香、淀粉。

【功能与主治】养血祛风，润燥止痒。用于血虚风燥所致的银屑病。

【用法与用量】口服。一次 4 粒，一日 3 次。

【规格】每粒装 0.5g。

润燥止痒胶囊

【处方】何首乌、制何首乌、生地黄、桑叶、苦参、红活麻。

【功能与主治】养血滋阴，祛风止痒，润肠通便。用于血虚风燥所致的皮肤瘙痒；热毒蕴肤所致的痤疮肿痛，热结便秘。

【用法与用量】口服。一次4粒，一日3次，2周为一疗程；或遵医嘱。

【注意事项】

1. 忌烟酒、辛辣、油腻及腥发食物。

2. 用药期间不宜同时服用温热性药物。

3. 患处不宜用热水洗烫。

4. 孕妇慎用，儿童、年老体弱及患有其它疾病者应在医师指导下服用。

5. 因糖尿病、肾病、肝病、肿瘤等疾病引起的皮肤瘙痒，不属本品适应范围。

【规格】每粒装0.5g。

【贮藏】密封。

湿毒清片（胶囊）

【处方】地黄、当归、苦参、白鲜皮、土茯苓、黄芩、丹参、蝉蜕、甘草。

【功能与主治】养血润肤，祛风止痒。用于血虚风燥所致的风瘙痒，症见皮肤干燥，脱屑，瘙痒，伴有抓痕、血痂、色素沉着；皮肤瘙痒症见上述证候者。

【用法与用量】

片剂：口服。一次 3 ~ 4 片，一日 3 次。

胶囊：口服。一次 3 ~ 4 粒，一日 3 次。

【注意事项】

1．湿热俱盛或火热炽盛者慎用。

2．孕妇慎用。

3．忌食辛辣、海鲜食品。

4．过敏体质者慎用。

5．患处不宜用热水洗烫。

【规格】

片剂：每片重 0.5g。

胶囊：每粒装 0.5g。

【贮藏】 密封。

【药理毒理】 本品具有抗瘙痒、抑制血管通透性、抗过敏、抗炎、抗缺氧等药理作用。

· **抗瘙痒** 用右旋糖酐引起小鼠皮肤瘙痒，记录 20min 内每只小鼠瘙痒发作的总次数及持续总时间，结果表明湿毒清胶囊能明显减少右旋糖酐所致小鼠皮肤瘙痒的次数和瘙痒持续时间，并提高组胺的致痒阈[1]。

· **抑制血管通透性** 在大鼠背部 sc 组胺，将其背部皮肤蓝斑剪下，置于生理盐水、丙酮混合液中，24h 后取上清液测 A 值。结果表明湿毒清胶囊对组胺所致毛细血管通透性增加有一定的抑制作用，抑制率达到 40% 左右[1]。

· **抗过敏** 在同种被动皮肤过敏反应试验中，用鸡蛋清生理盐水免疫佐剂百白破疫苗制备大鼠抗卵蛋白血清并引起大鼠皮肤过敏，结果湿毒清胶囊具有明显的抗渗出作用[2]。

·**抗炎**　经实验证明，湿毒清胶囊能明显减弱二甲亚砜和巴豆油引起的小鼠耳郭炎症，因此认为其对过敏性皮炎和接触性皮炎有明显作用[2]。

·**抗缺氧**　应用湿毒清胶囊粉溶于水中给小鼠灌胃，观察动物死亡时间、测氧气消耗量、计算每只小鼠的耗氧率，结果表明湿毒清胶囊能提高小鼠的缺氧耐受[3]。

【参考文献】

[1] 李思明，何俊兵，王辉，等 . 湿毒清胶囊化学成分与药理作用研究进展 [J]. 现代药物与临床，2009，24（4）：220-224.

[2] 陈家欢，杨斌，黄志明 . 湿毒清胶囊抗皮肤过敏和抗炎作用的研究 [J]. 广西中医学院学报，1999，16（3）：124-126.

[3] 梁志锋，林军 . 湿毒清胶囊对小鼠缺氧耐受性的影响 [J]. 中国现代实用医学杂志，2005，4（3）:25-26.

冰黄肤乐软膏

【处方】 大黄、姜黄、硫黄、黄芩、薄荷脑。

【功能与主治】 清热燥湿，活血祛风，止痒消炎。用于湿热蕴结或血热风燥引起的皮肤瘙痒；神经性皮炎、湿疹、足癣及银屑病等瘙痒性皮肤病见上述证候者。

【用法与用量】 外用，涂搽患处。一日3次。

【注意事项】 治疗期间忌酒等辛辣发物。

【规格】 每支装15g。

【贮藏】 密封。

【药理毒理】

·**抑菌杀菌作用** 本品体外试验对皮肤癣菌的三个属的代表株及临床株，即红色毛癣菌、石膏样毛癣菌临床株与红色毛癣菌、絮状表皮癣菌、石膏样小孢子菌标准株均有较强的抑菌和杀菌作用，用液体连续稀释法和固体连续稀释法及活菌计数法测定本品的最小抑菌浓度及杀菌时间，仅 50% 原药浓度的药液在 60min 内即可将上述癣苗全部杀死。

·**止痒作用** 本品能明显提高致痒阈，具有显著的止痒作用。止痒试验分对照组和本品大剂量组、小剂量组，以磷酸组织胺总量为致痒阈，本品大、小剂量组与对照组比较有非常显著性差异（$P < 0.01$），证明本品止痒作用显著[1]。

【参考文献】

[1] 莫正纪，牟家琬，李明远，等.冰黄肤乐软膏抗皮肤癣菌活性及止痒作用研究 [J].中成药，2000，22（3）：220-222.

黑豆馏油软膏

【处方】黑豆馏油、桉油、氧化锌、冰片。

【功能与主治】消炎，收敛，止痒，使角质再生。用于神经性皮炎，亚急性、慢性皮炎及慢性湿疹等。

【用法与用量】外用。取适量涂抹于患处，一日 1 ~ 2 次。

【药理毒理】具有止痒、消炎、收敛、防腐作用。低浓度（3% ~ 5%）具有促使角质新生的作用；高浓度（20% ~ 30%）可促使角质剥脱。

【注意事项】

1. 本品为外用药，不得接触眼及黏膜部，涂药部位应避免日光照射。

2．对本品过敏者禁用。

3．皮肤有破溃、糜烂流水或化脓者不得使用；不宜长时间、大面积使用。

4．本品有特殊气味（烟油味）和颜色（灰黑色），易污染衣、被，使用时应予注意。

【规格】每支装12g。

【贮藏】密封，置阴凉处。

（六）血瘀证常用中成药品种

银屑灵颗粒

参见本病"湿热蕴结证常用中成药品种"。

血府逐瘀丸（胶囊、口服液）

【处方】柴胡、当归、地黄、赤芍、红花、炒桃仁、麸炒枳壳、甘草、川芎、牛膝、桔梗。

【功能与主治】活血祛瘀，行气止痛。用于气滞血瘀所致的胸痹、头痛日久、痛如针刺而有定处、内热烦闷、心悸失眠、急躁易怒。

【用法与用量】

丸剂：空腹，用红糖水送服。规格（1）大蜜丸，一次1～2丸；规格（2）水蜜丸，一次6～12g；规格（3）水丸，一次1～2袋；规格（4）小蜜丸，一次9～18g（45～90丸），一日2次。

胶囊：口服。一次6粒，一日2次，1个月为一疗程。

口服液：口服。一次10ml，一日3次；或遵医嘱。

【注意事项】

1．忌食生冷、油腻之品。

2．气虚血瘀者慎用。体弱无瘀者不宜使用。

3．本品含活血行气药物，孕妇忌用。

【规格】

丸剂：（1）每丸重9g，（2）每60粒重6g，（3）每67丸约重1g，（4）每100丸重20g。

胶囊：每粒装0.4g。

口服液：每支装10ml。

【贮藏】密封。

附二

治疗银屑病的常用中成药简表

适宜证型	药物名称	功能	主治病证	用法用量	备注
风热血热证	复方青黛胶囊（丸）	清热凉血，解毒消斑。	用于血热所致的白疕、血风疮，症见皮疹色鲜红、筛状出血明显、鳞屑多、瘙痒明显，或皮疹为圆形、椭圆形红斑，上附糠秕状鳞屑，有母斑；银屑病进行期、玫瑰糠疹见上述证候者。	胶囊：口服。一次4粒，一日3次。丸剂：口服。一次6g，一日3次。	医保
	克银丸	清热解毒，祛风止痒。	用于皮损基底红，舌质红，便秘，尿黄属血热风燥型的银屑病。	口服。浓缩大蜜丸，一次2丸；浓缩水蜜丸，一次10g（100粒），一日2次。	

续表

适宜证型	药物名称	功能	主治病证	用法用量	备注
风热血热证	消银片（胶囊、颗粒）	清热凉血，养血润肤，祛风止痒。	用于血热风燥型白疕和血虚风燥型白疕，症见皮疹为点滴状、基底鲜红色、表面附有银白色鳞屑，或皮疹表面附有较厚的银白色鳞屑、较干燥、基底淡红色、瘙痒较甚。	片剂：口服。一次5～7片，一日3次。1个月为一疗程。颗粒剂：口服，开水冲服。一次1袋，一日3次。胶囊：口服，饭后半小时温开水送服。一次2粒，一日3次。	医保
	皮肤病血毒丸	清热利湿解毒，凉血活血散瘀。	用于血热风盛、湿毒瘀结所致的瘾疹、湿疮、粉刺酒皶、疖肿，症见皮肤风团、丘疹，皮肤红赤，肿痛，瘙痒，大便干燥。	口服。一次20粒，一日2次。	医保
	清开灵片（颗粒、胶囊、口服液）	清热解毒，镇静安神。	用于外感风热时毒、火毒内盛所致高热不退、烦躁不安、咽喉肿痛、舌质红绛、苔黄、脉数者；上呼吸道感染、病毒性感冒、急性化脓性扁桃体炎、急性咽炎、急性气管炎、高热等病症属上述证候者。	片剂：口服。一次1～2片，一日3次；儿童酌减，或遵医嘱。颗粒剂：口服。一次1～2袋，一日2～3次；儿童酌减，或遵医嘱。胶囊：口服。一次2～4粒，一日3次；儿童酌减，或遵医嘱。口服液：口服。一次20～30ml，一日2次；儿童酌减，或遵医嘱。	片剂：基药，医保颗粒剂：基药，医保胶囊：基药，医保
	创灼膏	清热解毒，消肿止痛，去腐生肌。	用于烧伤，冻疮，褥疮，外伤，手术后创口感染，慢性湿疹及常见疮疖。	外用。涂敷患处，如分泌物较多，一日换药1次；分泌物较少，2～3日换药1次。	

续表

适宜证型	药物名称	功能	主治病证	用法用量	备注
风湿寒痹证	桂枝合剂	解肌发表，调和营卫。	用于外感风邪，头痛发热，鼻塞干呕，汗出恶风。	口服。一次10~15ml，一日3次。	
	九味羌活丸（颗粒）	疏风解表，散寒除湿。	用于外感风寒夹湿所致的感冒，症见恶寒、发热、无汗、头重而痛、肢体酸痛。	丸剂：口服，用姜葱汤或温开水送服。规格（1）大蜜丸，一次3~4.5g，一日2次；规格（2）、（3）水丸，一次6~9g，一日2~3次；规格（4）小蜜丸，一次3~4.5g，一日2次。颗粒剂：姜汤或开水冲服。规格（1）一次5g；规格（2）一次15g，一日2~3次。	
	独活寄生丸（合剂）	养血舒筋，祛风除湿，补益肝肾。	用于风寒湿痹阻、肝肾两亏、气血不足所致的痹病，症见腰膝冷痛，屈伸不利。	丸剂：口服。一次1丸，一日2次。合剂：口服。一次15~20ml，一日3次，用时摇匀。	
湿热蕴结证	银屑灵颗粒	清热燥湿，活血解毒。	用于湿热蕴肤、郁滞不通所致白疕，症见皮损呈红斑湿润，偶有浅表小脓疱，多发于四肢屈侧部位；银屑病见上述证候者。	口服。每次33g，一日2次；或遵医嘱。	
	龙胆泻肝丸（颗粒、片、胶囊、口服液）	清肝胆，利湿热。	用于肝胆湿热所致的头晕目赤，耳鸣耳聋，耳部疼痛，胁痛口苦，尿赤涩痛，湿热带下。	丸剂：口服。大蜜丸，一次1~2丸，水丸，一次3~6g，一日2次。颗粒剂：开水冲服。一次4~8g，一日2次。片剂：口服。一次4~6片，一日2~3次。胶囊：口服。一次4粒，一日3次。口服液：口服。一次10ml，一日3次。	

续表

适宜证型	药物名称	功能	主治病证	用法用量	备注
湿热蕴结证	四妙丸	清热利湿。	用于湿热下注，足膝红肿，筋骨疼痛	口服。一次6g，一日2次。	医保
	青蛤散	清热解毒，燥湿杀虫。	用于湿热毒邪浸淫肌肤所致的湿疮、黄水疮，症见皮肤红斑、丘疹、疱疹、糜烂湿润，或脓疱、脓痂。	外用。花椒油调匀涂抹患处。	
火毒炽盛证	百癣夏塔热片	清除异常黏液质、胆液质及败血，消肿止痒。	用于治疗手癣、体癣、足癣、花斑癣、银屑病、过敏性皮炎、带状疱疹、痤疮等。	口服。一次3～5片，一日3次。	
	羚羊角胶囊（口服液）	平肝熄风，清肝明目，散血解毒。	用于肝风内动、肝火上扰、血热毒盛所致的高热惊痫，神昏痉厥、子痫抽搐、癫痫发狂、头痛眩晕，目赤翳障，温毒发斑，痈肿疮毒。	胶囊：口服。一次2～4粒，一日1次。口服液一次5ml，一日2次。	
血虚风燥证	紫丹银屑胶囊	养血祛风，润燥止痒。	用于血虚风燥所致的银屑病。	口服。一次4粒，一日3次。	
	润燥止痒胶囊	养血滋阴，祛风止痒，润肠通便。	用于血虚风燥所致的皮肤瘙痒；热毒蕴肤所致的痤疮肿痛，热结便秘。	口服。一次4粒，一日3次，2周为一疗程；或遵医嘱。	医保

适宜证型	药物名称	功能	主治病证	用法用量	备注
血虚风燥证	湿毒清片（胶囊）	养血润肤，祛风止痒。	用于血虚风燥所致的风瘙痒，症见皮肤干燥、脱屑、瘙痒，伴有抓痕、血痂、色素沉着；皮肤瘙痒症见上述证候者。	片剂：口服。一次3～4片，一日3次。 胶囊：口服。一次3～4粒，一日3次。	片剂：医保 胶囊：医保
	冰黄肤乐软膏	清热燥湿，活血祛风，止痒消炎。	用于湿热蕴结或血热风燥引起的皮肤瘙痒；神经性皮炎、湿疹、足癣及银屑病等瘙痒性皮肤病见上述证候者。	外用，涂搽患处。一日3次。	医保
	黑豆馏油软膏	消炎，收敛，止痒，使角质再生。	用于神经性皮炎，亚急性、慢性皮炎及慢性湿疹等。	外用。取适量涂抹于患处，一日1～2次。	
血瘀证	银屑灵颗粒	见134页	同前	同前	同前
	血府逐瘀丸（胶囊、口服液）	活血祛瘀，行气止痛。	用于气滞血瘀所致的胸痹、头痛日久、痛如针刺而有定处、内热烦闷、心悸失眠、急躁易怒。	丸剂：空腹，用红糖水送服。规格（1）大蜜丸，一次1～2丸；规格（2）水蜜丸，一次6～12g；规格（3）水丸，一次1～2袋；规格（4）小蜜丸，一次9～18g（45～90丸），一日2次。 胶囊：口服。一次6粒，一日2次，1个月为一疗程。 口服液：口服。一次10ml，一日3次；或遵医嘱。	

带状疱疹

带状疱疹由水痘－带状疱疹病毒引起，免疫力低下的人群（多数为儿童）初次感染此病后，在临床上表现为水痘或呈隐性感染，以后此病毒进入皮肤的感觉神经末梢，且沿着脊髓后根或三叉神经节的神经纤维向中心移动，持久地潜伏于脊髓后根神经节的神经元中。在各种诱发刺激的作用下，潜伏的病毒再次被激活，生长繁殖，使受侵犯的神经节发炎及坏死，产生神经痛。同时，再活动的病毒可沿着周围神经纤维而移动到皮肤，在皮肤上产生带状疱疹所特有的节段性水疱疹。偶尔，病毒散布到脊髓前角细胞及运动神经根，引起肌无力或相应区域的皮肤发生麻痹。

本病好发于成人，发病率随着年龄增大而成显著上升趋势。发病前可有轻度乏力、低热、食欲不振等全身症状，患处皮肤自觉灼热或灼痛，触之有明显的痛觉敏感，持续 1～5 天，亦可无前驱症状即发疹。好发部位依次为肋间神经、颈神经、三叉神经和腰骶神经支配区域。患处常首先出现潮红斑，很快出现粟粒至黄豆大小丘疹，簇状分布不融合，继之迅速变为水疱，疱壁紧张发亮，疱液澄清，外周绕以红晕，各簇水疱群间皮肤正常；皮损沿某一周围神经呈带状排列，多发生在身体一侧，一般不超过正中线。神经痛为本病特征之一，可在发病前或伴随皮损出现，老年患者常较为剧烈。病程一般 2～3 周，老年人为 3～4 周，水疱干涸、结痂脱落后留有暂时性淡红斑或色素沉着。其他特殊类型的带状疱疹有：三叉神经带状疱疹、耳带状疱疹、带状疱疹性脑膜脑炎、运动性麻痹、内脏带状疱疹。

带状疱疹的并发症包括带状疱疹后遗神经痛、肉样瘤样瘢痕或肉芽肿性瘢痕形成、细菌感染导致皮肤坏死、急性视网膜坏死综合征（多发生在三叉神经眼支带状疱疹时）、吉兰－巴雷综合征和脊髓炎，以带状疱疹后遗神经痛最常见而难于控制。

带状疱疹后遗神经痛一般定义为带状疱疹后 1 个月仍有神经痛或复发性疼痛。儿童发生少，随年龄增长，发病率越高，40 岁以上的病人，发生率在 30% 左右，以三叉神经受累时常见。疼痛在皮损前出现，出疹时剧烈疼痛，出疹时间长者更容易发生后遗神经痛。后遗神经痛可呈持续性烧灼痛伴感觉过敏，或阵发性刺痛，疼痛程度不一。90% 的患者局部皮肤正常刺激时即可诱发疼痛是带状疱疹后遗神经痛的特点。

本病具有自限性，现代医学临床上治疗原则为抗病毒、止痛、消炎、防治并发症。

中医根据本病的发病症状及部位不尽相同，病名亦不同，如"蛇串疮"、"缠腰火丹"、"蛇丹"等。

一、中医病因病机分析及常见证型

本病多为情志内伤，肝气郁结，久而化火，肝经火毒蕴积，夹风邪上窜头面而发；或饮食不节，脾失健运，湿邪内生，蕴而化热，湿热外溢肌肤而生；或感染毒邪，湿热火毒蕴结于肌肤而成；或夹湿邪下注，发于阴部及下肢；火毒炽盛者多发于躯干。年老体弱者，常因血虚肝旺，湿热毒蕴，导致气血凝滞，经络阻塞不通，以致疼痛剧烈，病程迁延。总之，本病初期以湿热火毒为主，后期是正虚血瘀兼夹湿邪为患。

由于病情发展阶段不同，带状疱疹常见证型有肝经郁热证、脾虚湿蕴证、气滞血瘀证三种类型。

二、辨证选择中成药

1. 肝经郁热证

【临床表现】 皮损鲜红或潮红，自觉灼热或刺痛，疱壁紧张发亮，疱液或混浊或清稀；口苦咽干，心烦易怒，坐卧不安，彻夜难眠，辗转反侧；大便干燥或小便黄；舌质红，苔薄黄或黄厚，脉弦滑数。

【辨证要点】 皮损色红，灼热刺痛，疱壁紧张，心烦口苦，大便干燥或小便黄；舌质红，苔薄黄或黄厚，脉弦滑数。

【病机简析】 素体热毒炽盛，外溢肌肤，故见皮损鲜红。湿热火毒蕴积肌肤，故灼热刺痛，疱壁紧张；毒邪郁积于内，侵犯肝胆，故口苦咽干；上扰心神，故心烦易怒；热毒夹湿邪沿肝经下注，故大便干燥、小便赤黄。

【治法】 清泄肝火，解毒止痛。

【辨证选药】 可选龙胆泻肝丸（片、颗粒、口服液），牛黄解毒丸（胶囊、软胶囊、片）、点舌丸。

此类中成药多由黄芩、柴胡、栀子、生石膏等药物组成。龙胆草善于清肝经之热；泽泻、木通清利湿热；牛黄长于清心火。几种药物合用，具有较好的清热解毒之功效。

2. 脾虚湿蕴证

【临床表现】 皮损颜色淡红，灼热或刺痛感不明显，疱壁松弛，疱液多清稀，破后糜烂渗出；口不渴，纳差或食后腹胀，食欲减退，大便时溏；舌质淡或淡红，苔薄白或白腻，脉沉、缓或滑。

【辨证要点】 皮损色淡，疼痛不明显，疱壁松弛，破后糜烂渗出，腹胀便溏，舌淡苔白，脉沉、缓或滑。

【病机简析】先天脾胃虚弱，或素体饮食不节，脾胃输布津液、运化水谷精微功能失职，湿邪内生，外溢肌肤，故皮损色淡；热毒不盛，故疼痛不显；湿邪内盛，外溢肌肤，故疱壁松弛；湿邪内扰，脾胃升降失职，上焦津液未损，故口不渴，舌淡苔白；中焦停运，故食少腹胀；下焦湿浊侵犯，故大便溏。

【治法】健脾利湿，清热解毒。

【辨证选药】可选四君子丸（颗粒）、香砂枳术丸、参苓白术散（丸、胶囊、口服液）。

此类中成药多由人参、党参、白术、甘草等健脾药物组成，可发挥良好的健脾祛湿功效；同时配伍茯苓、薏苡仁淡渗利湿，香附芳香醒脾，砂仁、枳实行气宽中，几种药物合用，具有较好的祛除湿邪功效。

3. 气滞血瘀证

【临床表现】患者大部分皮损消退，但局部疼痛不止，放射到附近部位，牵引疼痛不可忍，动则加重，疼痛可持续数月或更长时间；可伴心烦，夜寐不宁；舌质黯或黯紫，苔白，脉弦细或弦涩。

【辨证要点】皮损消退，疼痛不止，持续时间长，舌质黯或黯紫，苔白，脉弦细或弦涩。

【病机简析】多为年老及先天体质虚弱者，感受湿热毒邪，正气不足以抵抗外邪，驱邪于外，以致邪毒流于经脉，瘀阻血络，气血凝滞，故见局部疼痛不止，坐卧不安，疼痛延绵，迁延日久。

【治法】活血化瘀，行气止痛。

【辨证选药】可选血府逐瘀丸（胶囊、口服液）、小金丸（片）、七厘胶囊、云南白药胶囊、新癀片、逍遥丸（颗粒）。

此类中成药多由桃仁、红花、川芎、三七等行气活血药物组成，配以麝香、冰片、乳香等芳香化浊之品以止痛，当归活血补血，山药、地黄补肾益气之品以扶助正气。

三、用药注意

临床选药必须以辨证论治的思想为指导，针对不同证型，选择与其相对证的药物，才能收到较为满意的疗效。另外，应随时注意带状疱疹患者全身症状，若出现高烧时，用药务必咨询医生。如正在服用其他药品，应当告知医师或药师。还需避风寒，防重感；饮食宜清淡，切忌肥甘油腻食物，以防影响药效的发挥。药品贮藏宜得当，存于阴凉干燥处，药品性状发生改变时禁止服用。药品必须妥善保管，放在儿童不能接触的地方，以防发生意外。儿童若需用药，务请咨询医生，并必须在成人的监护下使用。对于具体药品的饮食禁忌、配伍禁忌、妊娠禁忌、证候禁忌、病证禁忌、特殊体质禁忌、特殊人群禁忌等，各药品内容中均有详细介绍，用药前务必仔细阅读。

附一

常用治疗带状疱疹的中成药药品介绍

（一）肝经郁热证常用中成药品种

龙胆泻肝丸（片、颗粒、口服液）

【处方】龙胆、柴胡、黄芩、栀子（炒）、泽泻、木通、车前子（盐炒）、当归（酒炒）、地黄、甘草（蜜炙）。

【功能与主治】清肝胆，利湿热。用于肝胆湿热所致的头晕目赤，耳鸣耳聋，耳部疼痛，胁痛口苦。

【用法与用量】

丸剂：口服。一次8丸，一日2次。

片剂：口服。一次4～6片，一日2～3次。

颗粒剂：开水冲服。一次1袋，一日2次。

口服液：口服。一次1支，一日3次。

【不良反应】

1．龙胆泻肝丸属寒凉性药物，服用期间会导致胃凉或女性月经不调。

2．龙胆泻肝丸内含有的关木通会造成肾功能的损害，引发肾衰竭，情况严重者还可导致尿毒症。

【注意事项】

1．孕妇，年老体弱，大便溏软者慎用。

2．忌食辛辣、刺激性食物。

3．服本药时不宜同时服滋补性中成药。

4．有高血压、心律失常、心脏病、肝病、肾病、糖尿病等慢性病严重者，以及正在接受其他治疗的患者，应在医师指导下服用。

【规格】

丸剂：每100粒重6g。

片剂：每片重0.3g。

颗粒剂：每袋装6g。

口服液：每支装10ml。

【贮藏】 密闭，防潮。

【药理毒理】 本品具有抗炎、镇痛、保肝利胆、免疫调节及抗病毒抑菌作用。

·**抗炎作用** 有研究使用龙胆泻肝胶囊通过对巴豆油致小鼠耳郭肿胀实验、角叉菜胶致大鼠足肿胀实验发现，该方能降低小鼠耳郭肿胀度和大鼠足趾肿胀度，对抑制小鼠耳郭及大鼠足肿胀有显著效果[1]；还有研究发现龙胆泻肝汤能明显降低小鼠腹腔毛细血管通透性[2]。

·**镇痛作用** 有研究分别用小鼠扭体法和热板法探索龙胆泻肝汤的镇痛作用，结果证明龙胆泻肝汤能明显减少小鼠的扭体反应数，显著延长给药后（热板法）1h、2h小鼠疼痛反应的潜伏期[3]。

·**保肝利胆作用** 有研究龙胆泻肝汤对四氯化碳（CCl_4）所致急性肝损伤大鼠的靛青绿（ICG）肝清除率的影响，发现该方能明显抑制 CCl_4 所致大鼠血清中天冬氨酸转氨酶（ALT）及丙氨酸转氨酶（AST）含量的升高，改善肝脏组织病理，对抗 CCl_4 所致肝血流量下降和肝清除率下降[4]；其他实验研究发现，运用龙胆泻肝颗粒十二指肠给药可明显增加大鼠的胆汁分泌量，验证了本药颗粒剂有显著的利胆作用[5]。有学者使用制造阻塞性黄疸大鼠模型的方法，结果表明中药复方龙胆泻肝丸可保护肝脏，对抗阻塞性黄疸所致肝清除率和肝血流量下降，改善肝脏血流动力学[6]。

·**免疫调节作用** 龙胆泻肝汤可提高动物血清溶菌酶含量、溶血素抗体的含量和T淋巴细胞的转化率，而且有随剂量加大作用相应提高的量效关系。显示本方有增强机体的非特异性免疫，提高细胞免疫和体液免疫的作用[7]。

·**抗病毒抑菌作用**　有学者使用本方在体外对疱疹病毒的抗病毒实验，发现该方随着药物浓度的增加，抗病毒活性亦增强，有良好的线性关系，对病毒所致的特征性细胞病变的抑制程度亦具有相关性[8]。日本研究发现，在大鼠子宫内接种大肠杆菌、脆弱拟杆菌悬液使子宫积脓的模型试验中，发现本方能明显降低人工感染大鼠子宫中大肠杆菌、脆弱拟杆菌的数量[9]。

【参考文献】

[1] 潘经媛，邱银生，朱式欧，等.龙胆泻肝胶囊的抗炎、免疫调节作用[J].时珍国医国药，2006，17（8）：1471-1473.

[2] 武梅芳，楚立，张建平.龙胆泻肝汤的药理及毒理学实验研究[J].河北中医学院学报，1996，11（1）：1-3.

[3] 蒲维娅.龙胆泻肝汤对小鼠的镇痛作用[J].时珍国医国药，2004，15（7）：389-340.

[4] 石红，周琰，何士彦.龙胆泻肝汤对四氯化碳肝损伤大鼠肝脏转运功能的影响[J].辽宁中医杂志，2006，33（8）：1041-1042.

[5] 严尚学，朱成举，黄德武.龙胆泻肝颗粒的保肝利胆作用研究[J].安徽医科大学学报，2005，40（4）：327-329.

[6] 张建平，周琰，王林.龙胆泻肝丸对阻塞性黄疸大鼠肝脏转运功能的影响[J].中成药，2007，29（7）：979-980.

[7] 章健，赵黎，南淑玲，等.龙胆泻肝汤对正常动物免疫功能的影响[J].中国中医基础医学杂志，2007，13（9）：673-674.

[8] 矫健，戴向东，陈华元，等.疱疹口服液药效学实验研究[J].实用中医药杂志，2003，19（7）：37-342.

[9]Hiroshige M, kyoko K, koji L, et al.Therapeutic effects

of herbal medicine（Juzen-taiho-to and ryutan-shakan-to）in a rat intrauterine infection（pyometra）model[J].current therapeutic research，1997，58（7）：454-458.

牛黄解毒丸（胶囊、软胶囊、片）

【处方】人工牛黄、雄黄、石膏、大黄、黄芩、桔梗、冰片、甘草。

【功能与主治】清热解毒。用于火热内盛，咽喉肿痛，牙龈肿痛，口舌生疮，目赤肿痛。

【用法与用量】

丸剂：口服。规格（1）大蜜丸，一次1丸，一日2～3次；规格（2）水蜜丸，一次2g，一日2～3次；规格（3）水丸，一次2g，一日3次。

胶囊：口服。一次3粒，一日2～3次。

软胶囊：口服。一次4粒，一日2～3次。

片剂：口服。规格（1）一次3片，规格（2）一次2片，一日2～3次。

【禁忌】孕妇禁用。

【注意事项】

1．忌烟、酒及辛辣、油腻食物。

2．不宜在服药期间同时服用滋补性中药。

3．有高血压、心脏病、糖尿病、肝病、肾病等慢性病严重者应在医师指导下服用。

4．本品不宜长期服用，服药3天症状无缓解者，应去医院就诊。

【规格】

丸剂：（1）每丸重 3g，（2）每 100 丸重 5g，（3）每袋装 4g。

胶囊：每粒装 0.3g。

软胶囊：每粒装 0.4g。

片剂：每片重（1）0.25g，（2）0.3g。

【贮藏】密封。

点舌丸

【处方】西藏红花、雄黄、蟾酥（制）、乳香（制）、没药（制）、血竭、沉香、硼砂、蒲公英、大黄、葶苈子、穿山甲（制）、牛黄、麝香、珍珠、熊胆、蜈蚣、金银花、朱砂、冰片。

【功能与主治】清热解毒，消肿止痛。用于各种疮疡初起，无名肿毒，疔疮发背，乳痈肿痛等症。

【用法与用量】口服。一次 2 丸，一日 3 次；小儿酌减。

【禁忌】孕妇忌服。

【规格】每 10 丸重 1.25g。

【贮藏】密封。

（二）脾虚湿蕴证常用中成药品种

四君子丸（颗粒）

【处方】党参、白术（炒）、茯苓、炙甘草。

【功能与主治】益气健脾。用于脾胃气虚，胃纳不佳，食少便溏。

【用法与用量】

丸剂：口服。一次 3 ～ 6g，一日 3 次。

颗粒剂：开水冲服。一次 15g，一日 3 次。

【注意事项】

1．忌不易消化食物。

2．感冒发热患者不宜服用。

3．有高血压、心脏病、肝病、糖尿病、肾病等慢性病严重者应在医师指导下服用。

4．儿童、孕妇、哺乳期妇女应在医师指导下服用。

5．服药 4 周症状无缓解者，应去医院就诊。

6．对本品过敏者禁用，过敏体质者慎用。

【规格】

丸剂：每丸重 3g。

颗粒剂：每袋装 15g。

【贮藏】密封。

香砂枳术丸

【处方】木香、枳实（麸炒）、砂仁、白术（麸炒）。

【功能与主治】健脾开胃，行气消痞。用于脾虚气滞，脘腹痞闷，食欲不振，大便溏软。

【用法与用量】口服。一次 10g，一日 2 次。分次用温开水送服。

【注意事项】

1．过敏体质者慎用。

2．湿热中阻所致痞满、胃痛者慎用。

3．本品方中有破气之枳实，孕妇慎用。

4. 高血压、心脏病、肾脏病等严重患者慎用，应在医师指导下服用。

5. 儿童、年老体弱者应在医师指导下服用。

6. 儿童必须在成人监护下使用。

7. 服药期间，改变不良饮食习惯，忌饮烈酒、浓茶、咖啡，忌食泡菜、过烫、过冷、过于粗糙及辣椒、芥末等辛辣刺激食物，若有反酸症状，也应少食巧克力、土豆、红薯和酸性食物；进食宜定时定量，既不要过分节食，更不应饥饱无度，也不能狼吞虎咽。并戒烟。

8. 服用本品症状加重，或出现其他严重症状时，应停药并及时去医院诊治。

【规格】水丸，每袋装 10g。

【贮藏】密封。

参苓白术散（丸、胶囊、口服液）

【处方】人参、茯苓、白术（炒）、山药、白扁豆、莲子、薏苡仁（炒）、砂仁、桔梗、甘草。

【功能与主治】补脾胃，益肺气。用于脾胃虚弱，食少便溏，气短咳嗽，肢倦乏力。

【用法与用量】

散剂：口服。一次 6 ~ 9g，一日 2 ~ 3 次。

丸剂：口服。一次 6g，一日 3 次。

胶囊：口服。一次 3 粒，一日 3 次。

口服液：口服。一次 1 支，一日 2 ~ 3 次。

【注意事项】

1．泄泻兼有大便不通畅，肛门有下坠感者忌服。

2．服本药时不宜同时服用藜芦、五灵脂、皂荚或其制剂。

3．不宜喝茶和吃萝卜以免影响药效。

4．不宜和感冒类药同时服用。

5．高血压、心脏病、肾脏病、糖尿病严重患者及孕妇应在医师指导下服用。

6．本品宜饭前服用或进食同时服。

【规格】

散剂：每袋装 6g。

丸剂：每 100 粒重 6g。

胶囊：每粒装 0.5g。

口服液：每支装 10ml。

【贮藏】 密封，防潮。

（三）气滞血瘀证常用中成药品种

血府逐瘀丸（胶囊、口服液）

【处方】 桃仁（炒）、红花、地黄、川芎、赤芍、当归、牛膝、柴胡、桔梗、枳壳（麸炒）、甘草。

【功能与主治】 活血祛瘀，行气止痛。用于气滞血瘀所致的胸痹、头痛日久、痛如针刺而有定处、内热烦闷、心悸失眠、急躁易怒。

【用法与用量】

丸剂：空腹，用红糖水送服。规格（1）大蜜丸，一次 1 ~ 2

丸；规格（2）水蜜丸，一次 6 ~ 12g；规格（3）水丸，一次
1 ~ 2袋；规格（4）小蜜丸，一次 9 ~ 18g（45 ~ 90 丸），一日
2次。

胶囊：口服。一次 6 粒，一日 2 次，一个月为一疗程。

口服液：口服。一次 10ml，一日 3 次；或遵医嘱。

【注意事项】

1．忌食生冷、油腻之品。

2．气虚血瘀者慎用。体弱无瘀者不宜使用。

3．本品含活血行气药物，孕妇忌用。

【规格】

丸剂：（1）每丸重9g，（2）每60粒重6g，（3）每67丸约重
1g，（4）每100丸重20g。

胶囊：每粒装 0.4g。

口服液：每支装 10ml。

【贮藏】密封。

小金丸（片）

【处方】麝香、木鳖子（去壳，去油）、制草乌、枫香脂、乳香
（制）、没药（制）、五灵脂（醋炒）、当归（酒炒）、地龙、香墨。

【功能与主治】散结消肿，化瘀止痛。用于阴疽初起，皮色不
变，肿硬作痛，多发性脓肿，瘰疬，瘰疬，乳岩，乳癖。

【用法与用量】

丸剂：打碎后口服。一次 1.2 ~ 3g，一日 2 次；小儿酌减。

片剂：口服。一次 2 ~ 3 片，一日 2 次。

【禁忌】孕妇忌服。

【规格】

丸剂：每 100 丸重 6g。

片剂：每片重 0.36g。

七厘胶囊

【处方】 血竭、乳香（制）、没药（制）、红花、儿茶、冰片、人工麝香、朱砂。

【功能与主治】 化瘀消肿，止痛止血。用于跌打损伤，血瘀疼痛，外伤出血。

【用法与用量】 口服，一次 2 ~ 3 粒，一日 1 ~ 3 次；外用，内容物调敷患处。

【禁忌】 孕妇禁用。

【规格】 每粒装 0.5g，每盒装 12 粒。

【贮藏】 密封。

云南白药胶囊

【处方】 三七、独脚莲等。

【功能与主治】 化瘀止血，活血止痛，解毒消肿。用于跌打损伤，瘀血肿痛，吐血、咳血、便血、痔血、崩漏下血，手术出血，疮疡肿毒及软组织挫伤，闭合性骨折，支气管扩张及肺结核咳血，溃疡病出血，以及皮肤感染性疾病。

【使用说明】

1．刀、枪、跌打诸伤，无论轻重，出血者用温开水送服。

2．瘀血肿痛与未流血者用酒送服；妇科各症，用酒送服。

3．但月经过多、红崩用温开水送服。毒疮初起，服 1 粒，另取药粉用酒调匀，敷患处；如已化脓，只需内服。

4．其他内出血各症均可内服。

5．口服。一次1～2粒，一日4次（2～5岁按1/4剂量服用；6～12岁按1/2剂量服用）。

6．凡遇较重之跌打损伤可先服保险子1粒，轻伤及其他病症不必服。

【禁忌】孕妇及过敏体质者忌用。

【贮藏】密封。

新癀片

【处方】肿节风、三七、人工牛黄、猪胆粉、肖梵天花、珍珠层粉、水牛角浓缩粉、红曲、吲哚美辛。

【功能与主治】清热解毒，活血化瘀，消肿止痛。用于热毒瘀血所致的咽喉肿痛，牙痛，痹痛，胁痛，黄疸，无名肿毒等症。

【用法与用量】口服，一次2～4片，一日3次；小儿酌减。外用，用冷开水调化，敷患处。

【禁忌】胃及十二指肠溃疡者，肾功能不全者及孕妇慎用；有消化道出血史者忌用。

【不良反应】个别患者空腹服药会有眩晕、咽干、倦怠、胃部嘈乱不适、轻度腹泻，停药后自行消失。

【规格】每片重0.32g。

【贮藏】密封。

逍遥丸（颗粒）

【处方】柴胡、当归、白芍、炒白术、茯苓、炙甘草、薄荷、生姜。

【功能与主治】疏肝健脾，养血调经。用于肝郁脾虚所致的郁闷不舒，胸胁胀痛，头晕目眩，食欲减退，月经不调。

【用法与用量】

丸剂：口服。规格（1）大蜜丸，一次1丸，一日2次；规格（2）、（3）水丸，一次6～9g，一日1～2次；规格（4）浓缩丸，一次8丸，一日3次。

颗粒剂：规格（1）、（2）、（3）、（4）开水冲服。一次1袋，一日2次。

【禁忌】忌食寒凉、生冷食物。

【药物相互作用】

1. 服药期间饮食宜清淡，避免与生冷、荤腥油腻、不易消化食品同用，戒烟酒，以防助湿化热，加重病情。

2. 配方中有芍药，不宜与含藜芦药物同用。

3. 配方中含有甘草，不宜与含甘遂、大戟、海藻、芫花类药物同用。

4. 与西药同用请间隔一定时间。

【注意事项】

1. 忌食寒凉、生冷食物。

2. 孕妇服用时请向医师咨询。

3. 感冒时不宜服用本药。

4. 月经过多者不宜服用本药。

5. 平素月经正常，突然出现月经量少，或月经错后，或阴道不规则出血应去医院就诊。

【规格】

丸剂：(1)每丸重9g，(2)每袋装6g，(3)每袋装9g，(4)每8丸相当于原生药3g。

颗粒剂：每袋装(1)4g，(2)5g，(3)6g，(4)15g。

【贮藏】密封。

附二

治疗带状疱疹的常用中成药简表

	药物名称	功能	主治病证	用法用量	备注
肝经郁热证	龙胆泻肝丸（片、颗粒、口服液）	清肝胆,利湿热。	用于肝胆湿热所致的头晕目赤，耳鸣耳聋，耳部疼痛，胁痛口苦。	丸剂：口服。一次8丸，一日2次。片剂：口服。一次4~6片，一日2~3次。颗粒剂：开水冲服。一次1袋，一日2次。口服液：口服。一次1支，一日3次。	丸剂：药典，基药，医保 片剂：药典，医保 颗粒剂：医保 口服液：药典，医保
	牛黄解毒丸（胶囊、软胶囊、片）	清热解毒。	用于火热内盛，咽喉肿痛，牙龈肿痛，口舌生疮，目赤肿痛。	丸剂：口服。规格（1）大蜜丸，一次1丸，一日2~3次；规格（2）水蜜丸，一次2g，一日2~3次；规格（3）水丸，一次2g，一日3次。胶囊：口服。一次3粒，一日2~3次。软胶囊：口服。一次4粒，一日2~3次。片剂：口服。规格（1）一次3片，规格（2）一次2片，一日2~3次。	丸剂：药典，基药，医保 胶囊：药典，基药，医保 软胶囊：药典，基药，医保 片剂：药典，基药，医保
	点舌丸	清热解毒，消肿止痛。	用于各种疮疡初起，无名肿毒，疔疮发背，乳痈肿痛等症。	口服。一次2丸，一日3次；小儿酌减。	药典，基药

	药物名称	功能	主治病证	用法用量	备注
脾虚湿蕴证	四君子丸（颗粒）	益气健脾。	用于脾胃气虚，胃纳不佳，食少便溏。	丸剂：口服。一次3～6g，一日3次。颗粒剂：开水冲服。一次15g，一日3次。	丸剂：药典，基药，医保颗粒剂：医保
	香砂枳术丸	健脾开胃，行气消痞。	用于脾虚气滞，脘腹痞闷，食欲不振，大便溏软。	口服。一次10g，一日2次。分次用温开水送服。	药典，医保
	参苓白术散（丸、胶囊、口服液）	补脾胃，益肺气。	用于脾胃虚弱，食少便溏，气短咳嗽，肢倦乏力。	散剂：口服。一次6～9g，一日2～3次。丸剂：口服。一次6g，一日3次。胶囊：口服。一次3粒，一日3次。口服液：口服。一次1支，一日2～3次。	散剂：药典，基药，医保丸剂：医保
气滞血瘀证	血府逐瘀丸（胶囊、口服液）	活血祛瘀，行气止痛。	用于气滞血瘀所致的胸痹、头痛日久、痛如针刺而有定处、内热烦闷、心悸失眠、急躁易怒。	丸剂：空腹，用红糖水送服。规格（1）大蜜丸，一次1～2丸；规格（2）水蜜丸，一次6～12g；规格（3）水丸，一次1～2袋；规格（4）小蜜丸，一次9～18g(45～90丸)，一日2次。胶囊：口服。一次6粒，一日2次，1个月为一疗程。口服液：口服。一次10ml，一日3次；或遵医嘱。	
	小金丸（片）	散结消肿，化瘀止痛。	用于阴疽初起，皮色不变，肿硬作痛，多发性脓肿，瘰疬，瘿瘤，乳岩，乳癖。	丸剂：打碎后口服。一次1.2～3g，一日2次；小儿酌减。片剂：口服。一次2～3片，一日2次。	丸剂：药典，基药，医保

续表

	药物名称	功能	主治病证	用法用量	备注
气滞血瘀证	七厘胶囊	化瘀消肿，止痛止血。	用于跌打损伤，血瘀疼痛，外伤出血。	口服，一次2～3粒，一日1～3次；外用，内容物调敷患处。	药典，医保
	云南白药胶囊	化瘀止血，活血止痛，解毒消肿。	用于跌打损伤，瘀血肿痛，吐血、咳血、便血、痔血、崩漏下血，手术出血，疮疡肿毒及软组织挫伤，闭合性骨折，支气管扩张及肺结核咳血，溃疡病出血，以及皮肤感染性疾病。	1.刀、枪、跌打诸伤，无论轻重，出血者用温开水送服。2.瘀血肿痛与未流血者用酒送服；妇科各症，用酒送服。3.但月经过多、红崩用温开水送服。毒疮初起，服1粒，另取药粉用酒调匀，敷患处；如已化脓，只需内服。4.其他内出血各症均可内服。5.口服。一次1～2粒，一日4次（2～5岁按1/4剂量用；6～12岁按1/2剂量服用）。6.凡遇较重之跌打损伤可先服保险子1粒，轻伤及其他病症不必服。	药典，基药，医保
	新癀片	清热解毒，活血化瘀，消肿止痛。	用于热毒瘀血所致的咽喉肿痛，牙痛，痹痛，胁痛，黄疸，无名肿毒等症。	口服，一次2～4片，一日3次；小儿酌减。外用，用冷开水调化，敷患处。	医保
	逍遥丸（颗粒）	疏肝健脾，养血调经。	用于肝郁脾虚所致的郁闷不舒，胸胁胀痛，头晕目眩，食欲减退，月经不调。	丸剂：口服。规格（1）大蜜丸，一次1丸，一日2次；规格（2）、（3）水丸，一次6～9g，一日1～2次；规格（4）浓缩丸，一次8丸，一日3次。颗粒剂：规格（1）、（2）、（3）、（4）开水冲服。一次1袋，一日2次。	药典，基药，医保